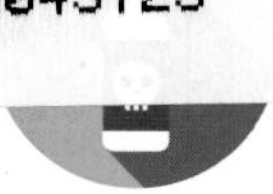

図解

眠れなくなるほど面白い

肝臓の話

栗原クリニック 東京・日本橋院長
栗原 毅 監修
Takeshi Kurihara

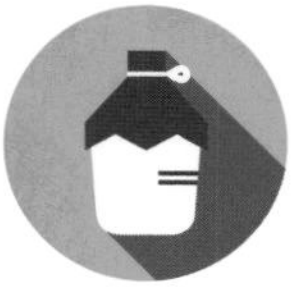

日本文芸社

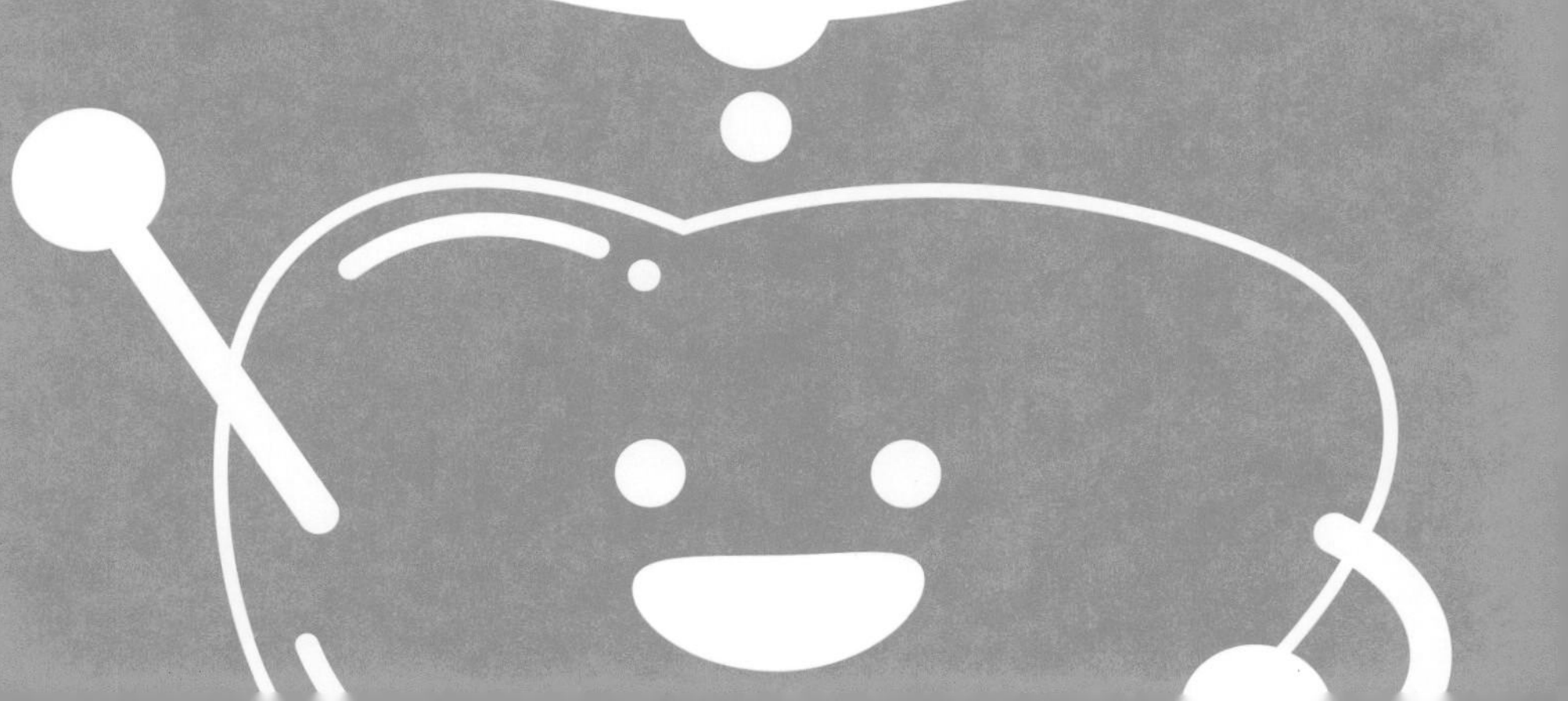

はじめに

新型コロナウイルスの影響で巣ごもり消費が広がり、ついつい〝家飲み〟の機会が増えています。肝臓専門医として40年以上、お酒飲みと接してきた経験から、コロナ時代の肝臓にやさしい飲み方が見えてきました。本書には〝目から鱗〟の肝臓の新事実をたくさん掲載しております。その内容は、人生最後の日まで美味しく飲める方法でもあります。

肝臓は〝沈黙の臓器〟といわれるタフな臓器であり、疲弊してきても自覚症状はほとんどなく、なかなか悲鳴を上げてくれません。そのため、気がついたときには肝硬変や肝臓がんといった、恐ろしい病気へと進行していることもあり得るのです。

これらの出発点はズバリ〝脂肪肝〟です。糖尿病や肥満など、現代人が抱える生活習慣病の多くは、この脂肪肝から進展することが多いことがわかっています。その原因の多くは、健康にいいと思っていたフルーツなどの〝糖質〟でした。逆に言えば、アルコールは上手に付き合えっていけば脂肪肝の予防ともなるのです。

それにも関わらず、正しい知識を持ち合わせていないことからアルコールで肝臓を悪くしてしまった人、逆に過度の心配から禁酒してみずから楽しみを放棄してしまった人もいるでしょう。しかし、うまく飲めば〝人生の最良の友〟にもなれるのがお酒です。肝臓に気兼ねもせず、飲む楽しみを一生続けられたらどんなに幸せでしょう。さっそく本書を通じて〝体にいいお酒の飲み方〟を学んでいこうではありませんか。

栗原クリニック東京・日本橋院長　栗原　毅

眠れなくなるほど面白い 図解 肝臓の話

もくじ

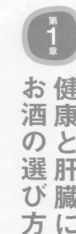

第2章 最強の飲み方 …… 69

序章

肝臓の新常識

新常識① お酒を飲む人のほうが長生き⁉

科学的に証明された「酒は百薬の長」

ひと昔前まで、「お酒は健康に悪い」というのが常識でした。しかし、米国保健科学協議会（ACSH）が1993年に行った飲酒量と死亡率に関する研究をきっかけに、**「お酒をまったく飲まない人よりも、適量を飲む習慣を持つ人のほうが死亡率が下がる」ことがわかったのです。そのため、現在では「適量のお酒は健康にいい」というのが新しい常識となっています。**

それと同時に、飲み過ぎる人は死亡率が上昇することも判明してきました。相関関係を示すグラフが「J」の字を描くことから「Jカーブ」あるいは「Jカーブ効果」と呼ばれています。

日本でも、40～79歳の男女約11万人を9～11年間にわたって調査した研究が行われ、がん・心血管疾患・総死亡者数のいずれも、1日あたりの純アルコール量（14ページ参照）23グラムを摂る人のリスクが最も低いことがわかっています。

こうした結果から「（適量の）酒は百薬の長」であると言えますが、注意すべき点もあります。ひとつは、高血圧・糖尿病・高中性脂肪血症などのリスクがある場合、少量のアルコールでもマイナス要因となる可能性があること。もうひとつは、適量には個人差があることです。

どれだけのアルコールが適量なのかについては、ある程度の目安がありますので、これからしっかり解説していきます。

11万人の追跡調査で判明！ 適量の飲酒は死亡リスクを下げる！！

死因別、飲酒別の相対リスク

男性

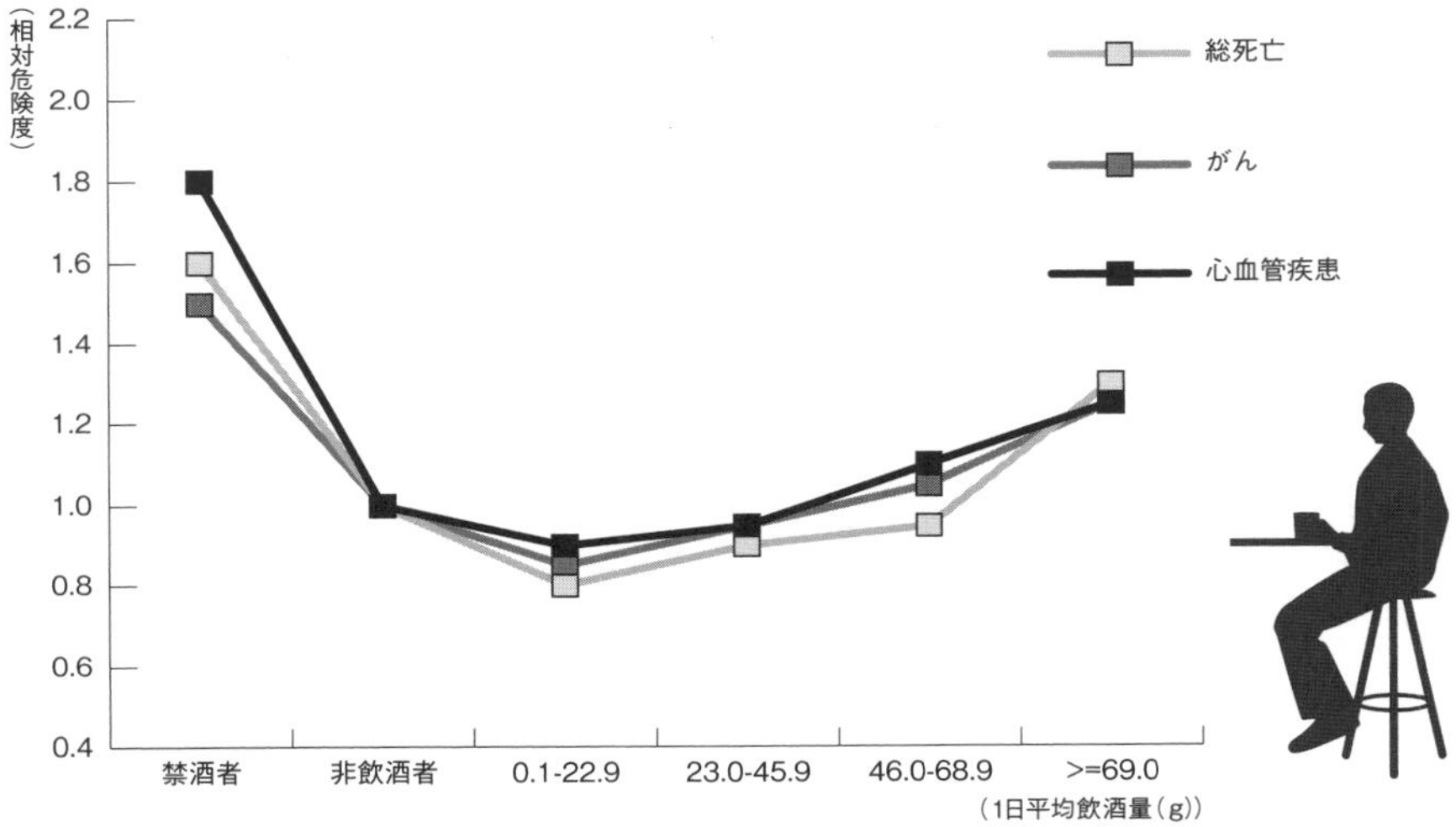

女性

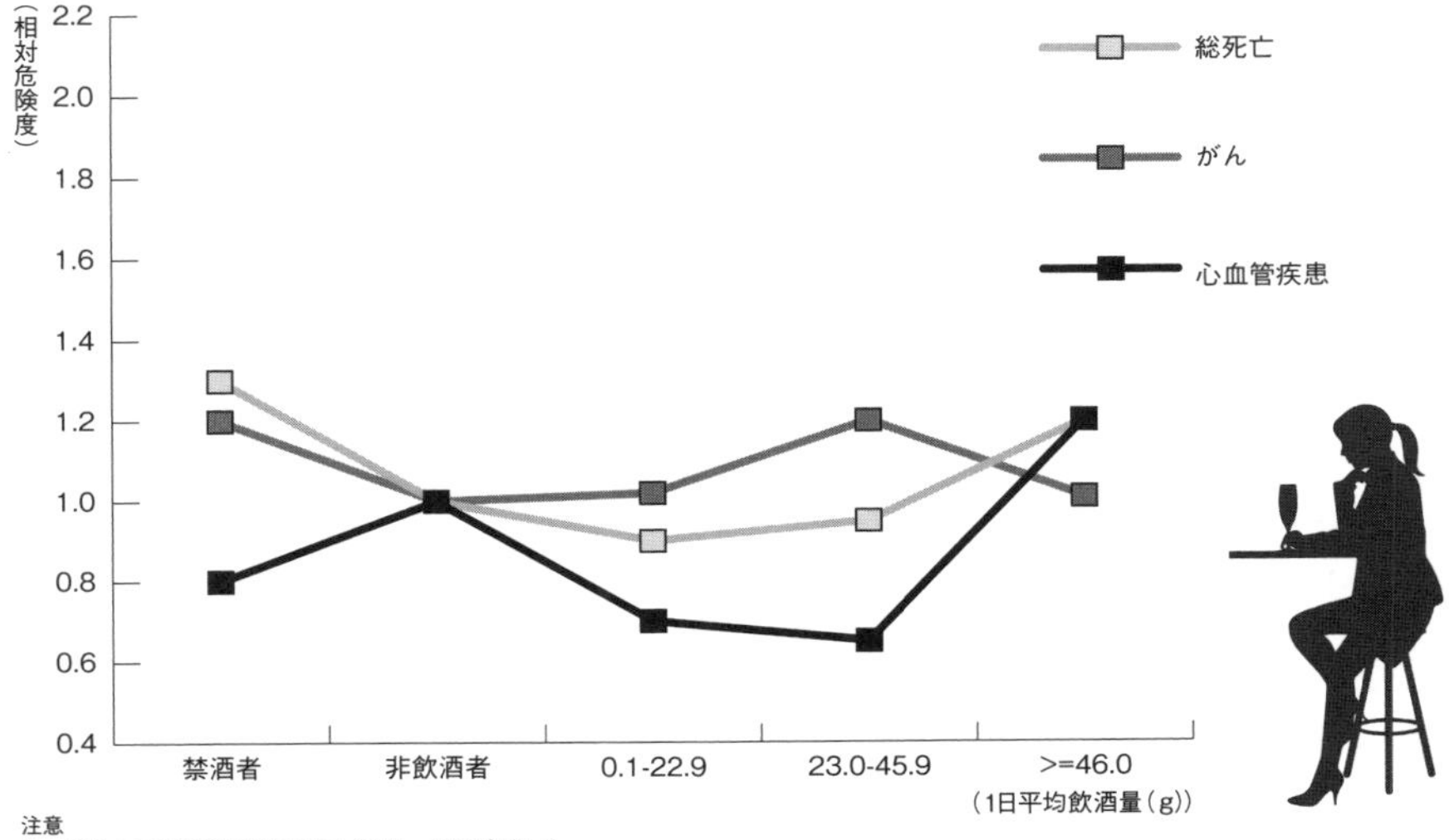

注意
1・40歳から79歳の男女約11万人を9年～11年追跡した。
2・死亡率の相対リスクは、年齢・BMI・教育歴・喫煙・運動・糖尿病と高血圧の既往で補正されている。

出典：厚生労働省e-ヘルスネット

序章

肝臓の新常識

新常識②

お酒の強さの8割は遺伝子で決まる！

日本人の約4割はお酒に弱いという事実

お酒に強い人と弱い人がいますが、これはなぜなのでしょうか？ 実はこれを決めるのは遺伝子であることがわかってきました。

体内に入ったアルコール（エタノール）は肝臓に運ばれ、2段階の分解を経て無毒化されます。第1段階では、アルコール脱水素酵素（ＡＤＨ）によってアセトアルデヒドに分解され、第2段階では、アルデヒド脱水素酵素（ＡＬＤＨ）によって、無毒の酢酸に変化し、最終的に炭酸ガス・水・熱となります。

アルデヒド脱水素酵素は6種類ありますが、そのうちの2型アルデヒド脱水素酵素（ＡＬＤＨ2）がお酒に強いか弱いかを決めるポイントとなります。ＡＬＤＨ2の遺伝子には、アルコール分解能力の高いＮ型、能力が低下したＤ型の2種類が存在することがわかっています。

人間は両親からひとつずつ遺伝子を受け継ぐので、ＮＮ型・ＮＤ型・ＤＤ型の3タイプが存在することになります。アルコール分解能力はＮＮ型が最も高く、ＮＤ型はその16分の1、ＤＤ型はほとんど失われてしまっているのです。

日本人の場合、約4割がＮＤ型かＤＤ型と考えられています。つまり、日本人の多くが遺伝的にお酒に強くありません。顔がすぐ赤くなる人は、ほぼＮＤ型かＤＤ型ですので、お酒に弱いという自覚が必要です。

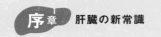

お酒の強さを決める「ALDH2」活性の3タイプ

遺伝子型	酵素ALDH2の活性タイプ	アセトアルデヒド分解能力	顔の赤くなりやすさ（フラッシング反応）
NN型	活性型	高い	赤くならない
ND型	不活性型	低い	赤くなりやすい
DD型	失活性型	ほぼナシ	すぐに赤くなる

人種別出現率

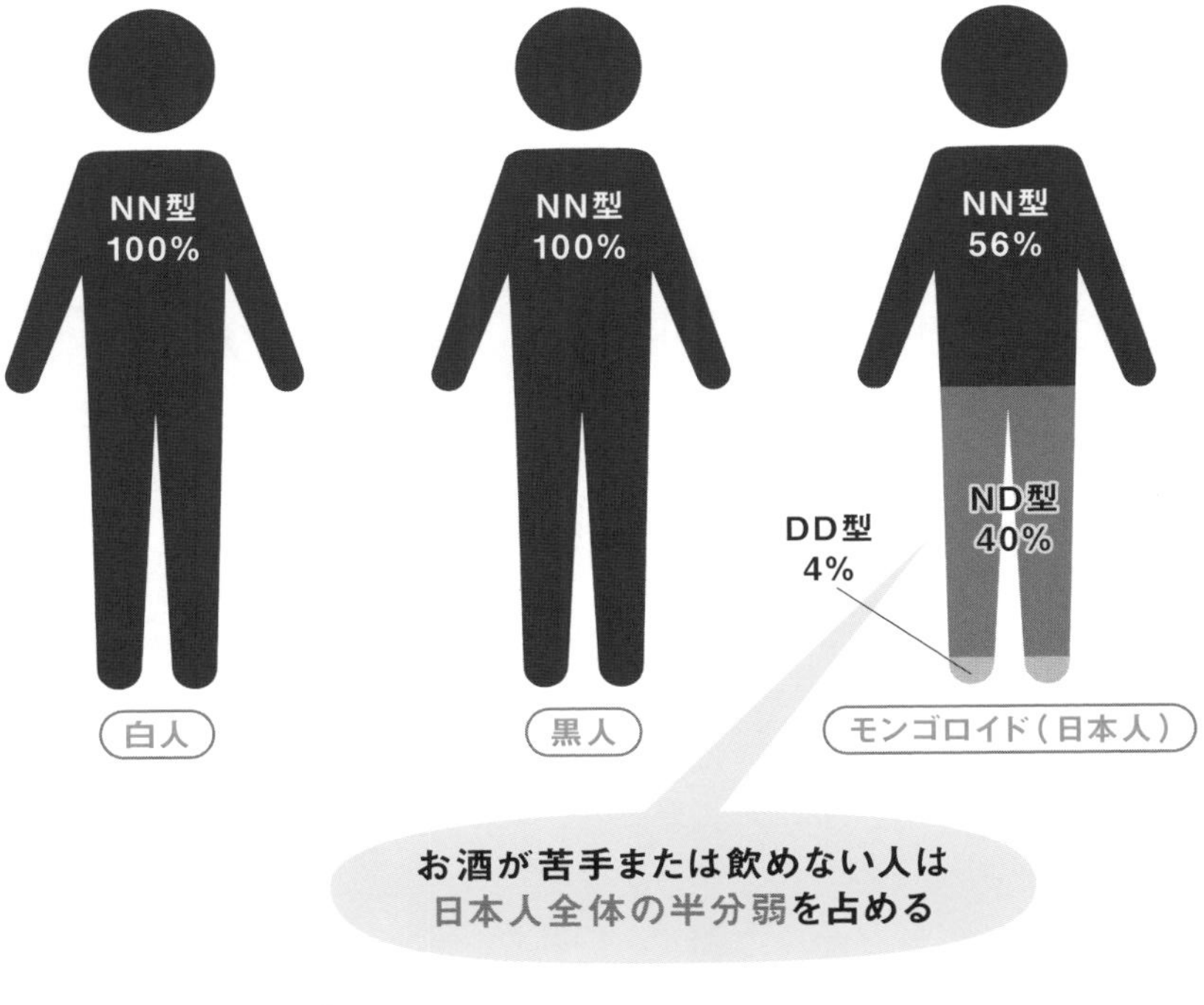

出典：元筑波大学教授・原田勝二博士の研究による。

新常識③ 適量は一人ひとりで違う

1日の適量は純アルコール量20グラム

すでに触れたように、適量の飲酒が健康にいいことは科学的にも証明されています。それでは、適量とはいったいどれぐらいのことを指すのでしょうか？

体にいい純アルコール量は、1日あたり7〜40グラムとされています。節度のある飲酒ということなら20グラムまでです。これは、厚生労働省が示す健康的に飲める基準量でもあります。逆に体に悪いのは1日あたり60グラムを超えるような大量飲酒です。

これを基準に考えると、**1日あたり「ビール中ジョッキ2杯（中びん2本）」「日本酒2合」「サワー（7%）2杯」が適量の目安となります。**

いかがでしょうか？「これでは物足りない」と思う方は、日常的に少し飲み過ぎているかもしれません。

ただし、適量には個人差があるので、アルコールをたくさん分解できる肝臓の持ち主であれば、これより飲んでも問題ありません。逆に分解能力が低い場合は、当然のことながら適量はこれよりも減ります。

自分にとっての適量は、飲んだお酒の量と酔い方や二日酔いの有無、健康診断の数値などから探っていきましょう。お酒が薬となる量を見極めることができれば、末永く健康的にお酒を楽しめるようになります。

1日の適量の目安はアルコール40g

ビール

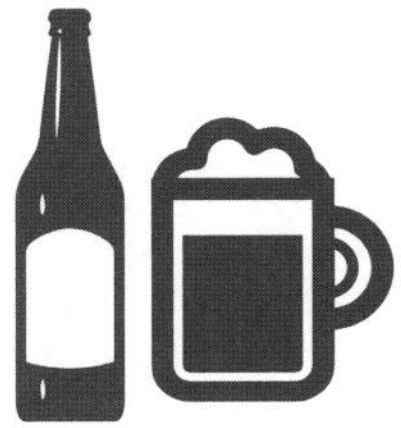

中ジョッキ2杯
または中びん2本

ワイン

グラス3杯
（約360ml）

ウイスキー

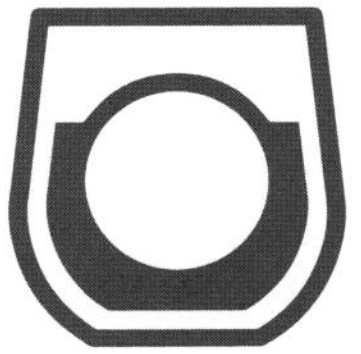

ダブル2杯

日本酒

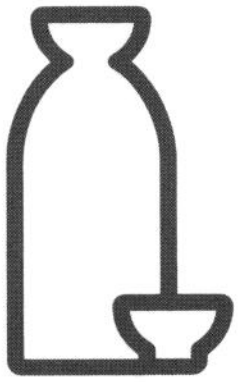

2合

焼酎

水割り2杯

サワー（7%）

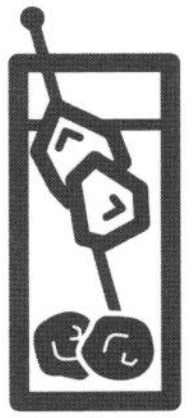

ジョッキ2杯
（350ml缶2本）

アルコール量の計算方法

お酒の度数（%） × お酒の量（ml） ×0.8÷100＝ 純アルコール量（g）

度数40%のウイスキー50mlの場合……

$$40 \times 50 \times 0.8 \div 100 = 16\ (\mathrm{g})$$

＜健康的にお酒を楽しむ「適量」の3カ条＞

- 体にいいアルコール量は
  1日あたり7～40g
- 節度を保つなら1日20gまで
- 1日60gを超えないように注意！

適量には
個人差があるので
自分にとっての適量を
探そう！

新常識④ 休肝日は不要！

週単位で考えればストレスなし！

「週に1〜2日は休肝日」という考えが、なかば常識になっていますが、休肝日の翌日に我慢した反動でたくさん飲んでしまったらまったく意味がありません。

そのため、**現在は1週間単位でアルコールの摂取量を管理するのが合理的という考えが主流です。つまり、休肝日は不要というのが新しい常識なのです。**

前述したように厚生労働省は「1日の純アルコール量20グラム」を基準値としています。許容量ということであれば、1日40グラムまでですので、1日あたり20〜40グラム、1週間あたり１４０〜２８０グラムに収まるようにコントロールしてください。これなら自分の判断で調整できるので、休肝日で飲めないといったストレスもありません。週末に宴会があるので、週の前半はセーブしておき、宴会のとき、ガンガン飲むということもできます。

ただし、**女性は一般的に男性よりも肝臓が小さく、アルコール処理能力が劣ると考えられており、女性ホルモンがマイナス因子になるとも言われています。世界各国の1日許容量（左図参照）を見ても、ほとんどの国で女性は男性の3分の2から半分となっています。**そのため、1日15〜30グラム、週換算で１０５〜２１０グラムが女性の基準と考えてください。

アルコール量は1週間単位で管理しよう!

女性

1日 15〜30g
1週間 105〜210g

厚生労働省は、女性の純アルコール量の基準については発表していない。女性は一般的に男性よりも肝臓が小さく、処理能力が劣るため、1日15グラムを基準に許容量を30グラムとした。

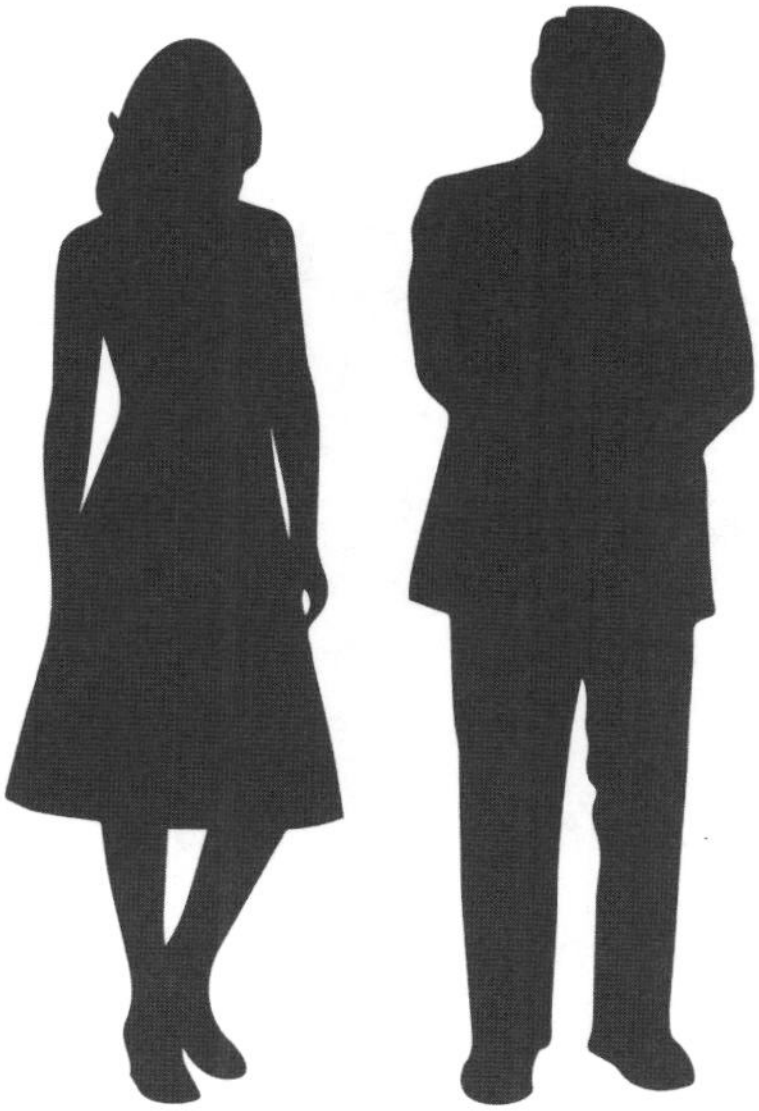

男性

1日 20〜40g
1週間 140〜280g

男性の1日あたりの基準値は20グラム、許容量は40グラム。1週間に換算すると140〜280グラムとなる。この数値をベースに1週間あたりのアルコール摂取量を管理していけば、休肝日は不要だ。

**アルコール量を1週間の許容範囲に抑えれば
休肝日は不要**

■参考:各国の純アルコール基準量・許容量

国	基準飲酒量(g)	1日許容量(g)	
		男性	女性
オーストラリア	10	40	20
オーストリア	10	30	20
カナダ	13.5	13.5	13.5
デンマーク	12	36	27
ニュージーランド	10	30	20
英国	8	24-32	16-24
米国	14	28	14

出典:厚生労働省e-ヘルスネット

序章

肝臓の新常識

新常識⑤

アルコール処理能力をフルパワーにする方法

〝糖質〟の多いおつまみは避けよう

肝臓は24時間働き続ける臓器といわれ、生命維持にかかわる重要な仕事を担っています。主な仕事は、小腸で吸収された栄養素をエネルギーに変える代謝、体内に入った有毒物質の解毒、胆汁の生成などです。

おつまみを食べれば栄養素として吸収されますし、アルコールは有毒物質です。と言うことは、**お酒を飲みながらおつまみを食べると、肝臓は代謝と解毒を同時に行うことになり、負担は倍増します。そうなると、アルコール分解能力をフルに発揮することができません。**

アルコールやアセトアルデヒドの分解処理が滞ると、これらの物質は血中に放出され体内を巡ることになります。**アセトアルデヒドは、顔の紅潮、吐き気や頭痛、動悸といった「フラッシング反応」と呼ばれる不快な症状を引き起こします。また、翌日まで処理が持ち越された状態がいわゆる「二日酔い」です。**

肝臓をアルコールの分解に専念できる状態にすれば、こうした状態は避けやすくなります。ポイントは、糖質を多く含むおつまみを避けること（90ページ参照）。糖質の代謝は肝臓の負担が大きいので、この負担を取り除いてあげることで、肝臓はアルコールの分解に専念することができ、その能力をフルに発揮し、それが結果的に肥満防止など良い結果に繋がるのです。

肝臓が担う重要な仕事〝糖代謝〟と〝アルコール分解〟

糖代謝

食事（糖質）

↓ 分解

ブドウ糖

↓ 貯蔵

グリコーゲン

↓

必要に応じて
血液中に放出

ブドウ糖を集め、グリコーゲンとして一時的に貯蔵。必要に応じて血中に放出し、血糖値を安定させる。

アルコール分解（解毒）

お酒（アルコール）

↓ 分解

アセトアルデヒド（有害物質）

↓ 分解

酢酸（人体には無害）

↓

水やCO_2として
体外へ排出

アルコールをアセトアルデヒドに分解。さらにアセトアルデヒドを無害な酢酸に分解、最終的に水や二酸化炭素（CO_2）として体外に放出する。

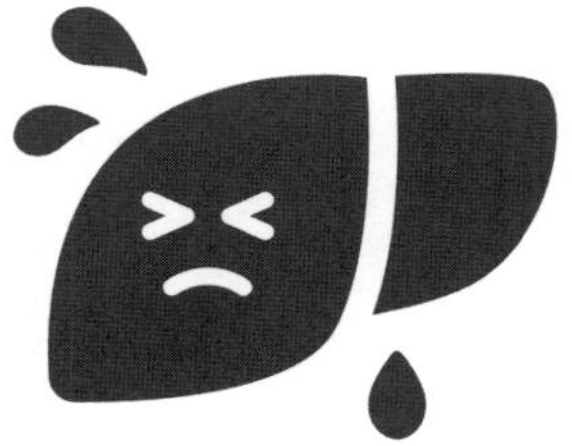

×

アルコール分解に糖代謝が加わると
肝臓の仕事は2倍になり
アルコール分解が滞ってしまう

○

アルコール分解のみに専念できれば
処理能力をフルに発揮！

新常識⑥ 『お酒は太る』はウソ

太るのはお酒ではなく〝糖質〟のせい

ぽっこり出たお腹を「ビール腹」というように、「お酒を飲むと太る」というのは常識となっていました。ビール５００ミリリットルのカロリーは約２００キロカロリーあり、ご飯一膳分のカロリーに匹敵するので頷ける話です。

しかし、**アルコールに含まれるエネルギーの多くは、熱量として放出されることがわかっており、体内に蓄積されにくいとも言われています。各国の研究によって、アルコール摂取量と肥満に関連性がないこともわかってきました。**

それでは、なぜお酒をよく飲む人は太っているように思われるのでしょうか？　実は、**太らせているのはアルコールではなく、フルーツ系サワーなどの甘いお酒、一緒に食べるおつまみ、締めのラーメンなどに含まれる糖質の取り過ぎが原因なのです。**

糖質は、体を動かすために必須のエネルギー源である中性脂肪に合成され、血中に放出されます。しかし、消費されなかった中性脂肪は、内臓脂肪や皮下脂肪に蓄積されてしまうのです。

果糖やコーンシロップなどの甘味料が含まれたお酒を何杯も飲んだり、糖質たっぷりのおつまみを食べたりすることで、中性脂肪が大量に合成され、肥満の原因となるわけです。そうならないようにするための「正しい飲み方」については、第2章で詳しく解説していきます。

アルコール摂取量と肥満に関連性なし！

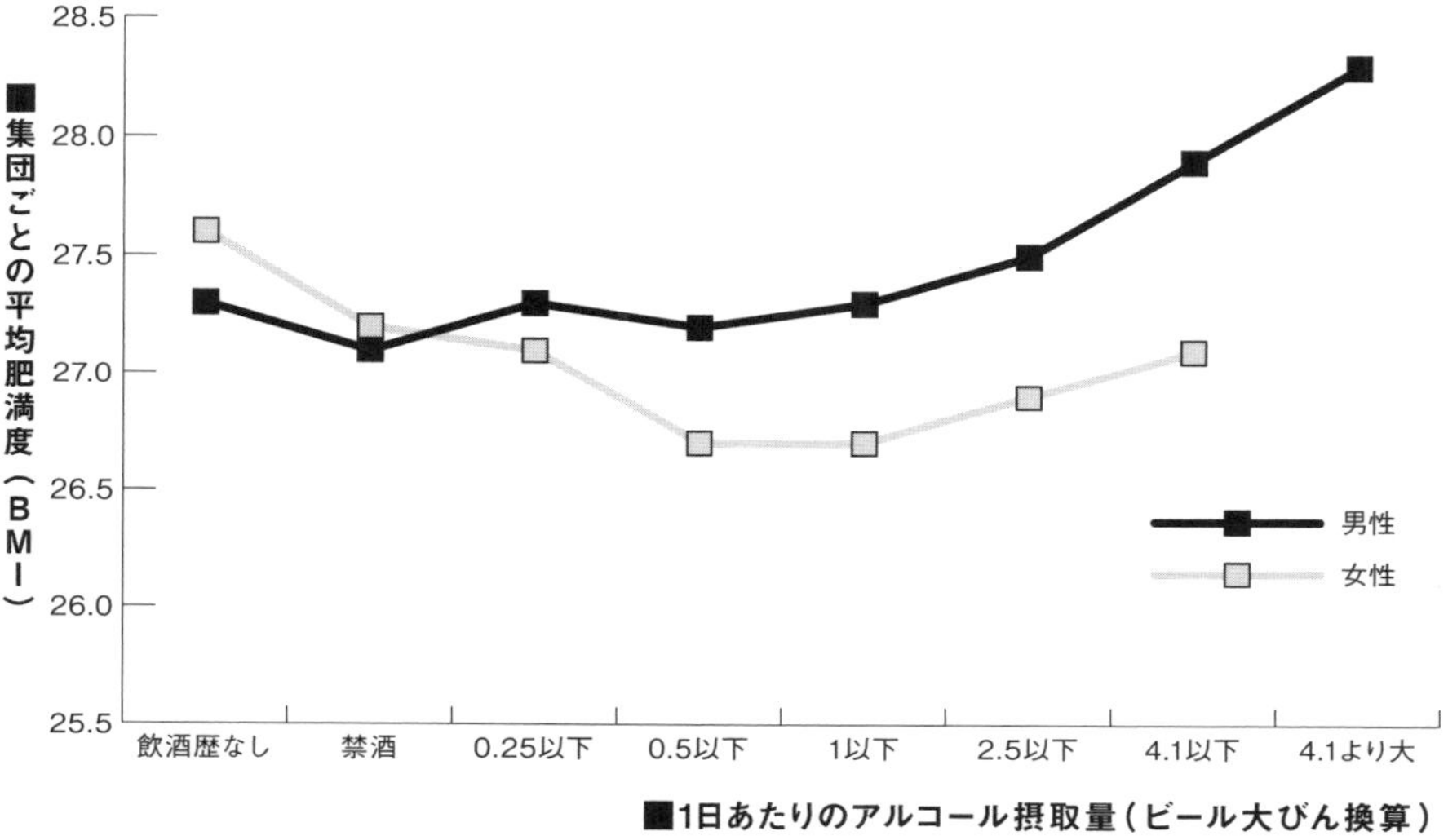

出典：Bergmann MM, et al. The association of lifetime alcohol use with measures of abdominal and general adiposity in a large-scale European cohort . Eur J Clin Nutr. 2011 Oct;65(10):1079-87.

※1日あたりの摂取量をビール大びん（淡色ビール：633ml・アルコール含有量3.7g/100g・密度1.008g/ml）の本数で表示。
※西ヨーロッパ6カ国による共同研究（調査対象年齢25〜70歳・男性9万7666人・女性15万8796人）
※年齢、教育年数、身体活動、喫煙習慣、酒以外の食べ物に由来するエネルギー摂取量、その他の結果に及ぼす可能性がある影響は統計学的に調整済み。

脂肪が貯まる仕組み

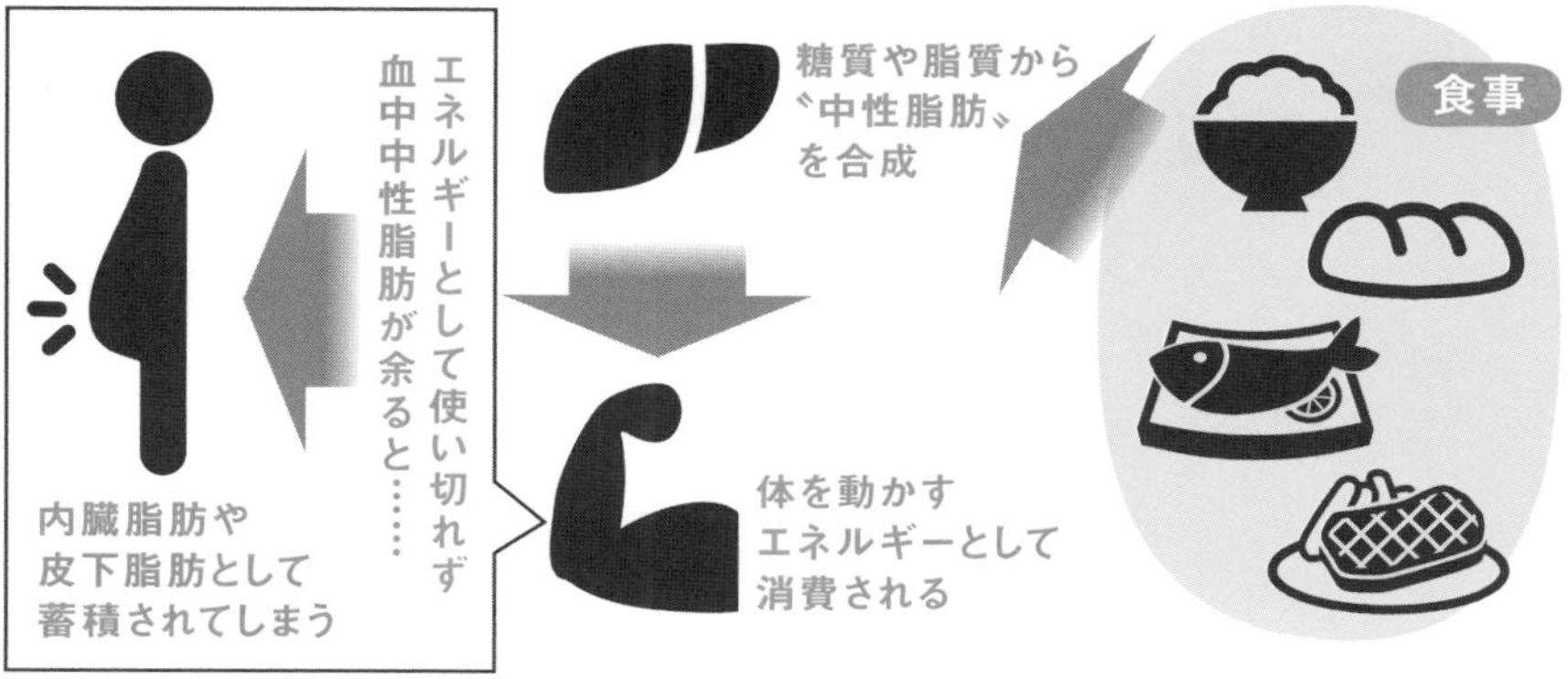

新常識⑦ 口内環境と肝臓は繋がっている

歯周病菌は肝臓にも悪影響

口の病気である「歯周病」と肝臓の病気である「糖尿病」。一見、まったく関係ないように思えるふたつの病気ですが、**近年の研究で歯周病菌がインスリン抵抗性と関係が深いことがわかってきました。**

インスリン抵抗性というのは、インスリンの感受性が低下し、いつまでも血糖値が高いままになってしまう状態のことを指します。**歯周病によって歯茎から出血すると、歯周病菌が血管に入り込み、それが要因となってインスリンの効き目を悪くしてしまうのです。**

また、食べ物と一緒に取り込まれた歯周病菌が肝臓に到達することで、肝臓がダメージを受けるという研究もされています。歯周病菌は毒性が高いため、肝臓は解毒するために必死に働きます。この過程で肝臓がダメージを受けてしまうのです。

一方、糖尿病が歯周病を誘発することもわかっています。**糖尿病によって血管がもろくなり血の巡りが悪くなると、体の抵抗力が弱くなって歯周病菌に感染しやすくなるのです。**歯周病と糖尿病の関係は、まさに負のスパイラルと言っていいでしょう。

こうならないように、口腔のケアは非常に重要です。毎日しっかり歯磨きをして、歯周病にならないよう十分注意してください。

歯周病と糖尿病の怖い関係

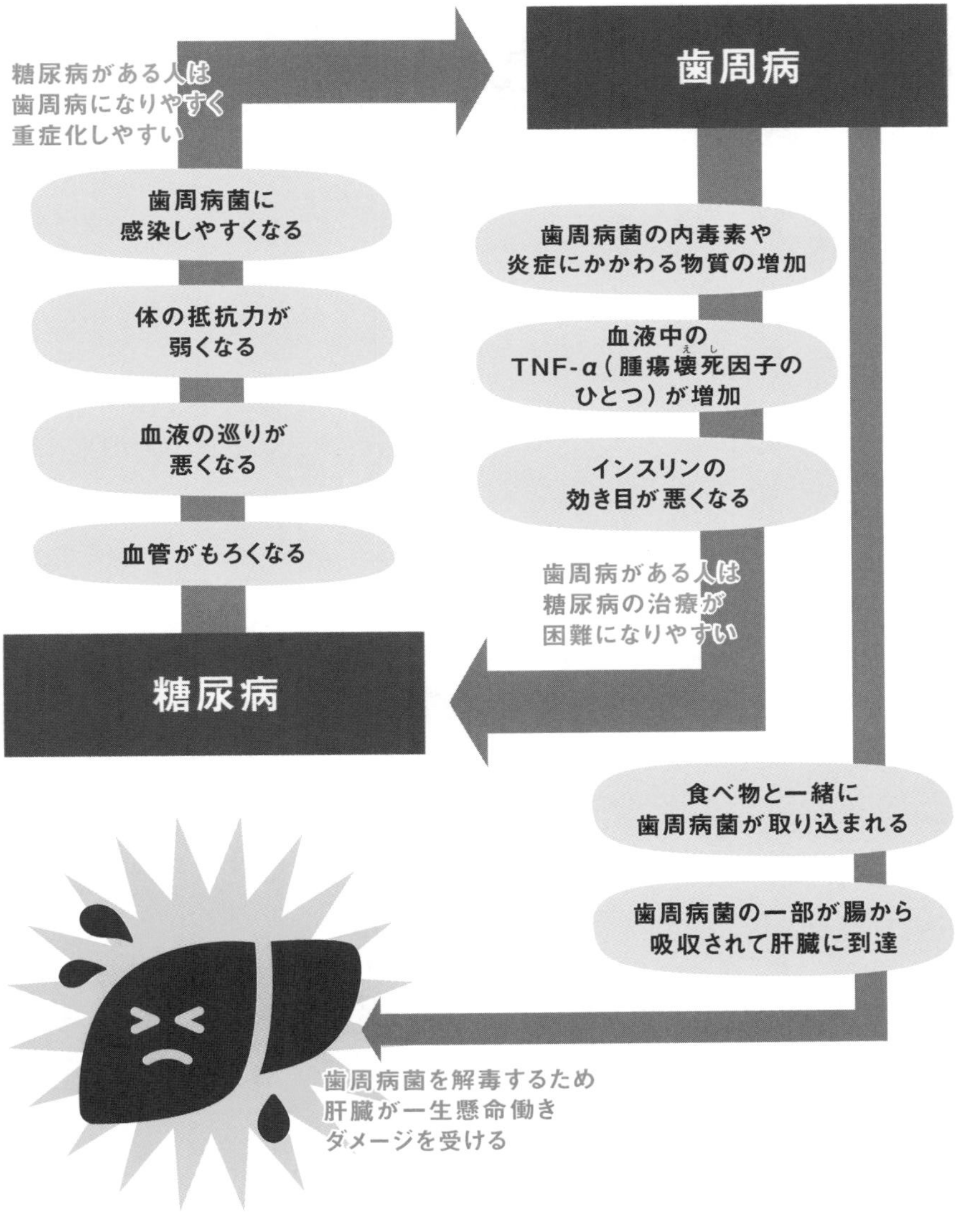
歯周病
糖尿病がある人は
歯周病になりやすく
重症化しやすい
歯周病菌に
感染しやすくなる
体の抵抗力が
弱くなる
血液の巡りが
悪くなる
血管がもろくなる
糖尿病
歯周病菌の内毒素や
炎症にかかわる物質の増加
血液中の
TNF-α（腫瘍壊《え》死《し》因子の
ひとつ）が増加
インスリンの
効き目が悪くなる
歯周病がある人は
糖尿病の治療が
困難になりやすい
食べ物と一緒に
歯周病菌が取り込まれる
歯周病菌の一部が腸から
吸収されて肝臓に到達
歯周病菌を解毒するため
肝臓が一生懸命働き
ダメージを受ける

新常識⑧

腸の健康は肝臓の健康

ヨーグルトとオリーブオイルで肝臓も元気!

最近、話題になっている「腸内フローラ」をご存知でしょうか? 小腸の終わりから大腸にかけて1000兆個もの腸内細菌が住んでいるのですが、まるでお花畑のように同じ種類の菌が集まって生活していることから、「腸内フローラ」と呼ばれるようになりました。

腸内細菌は、善玉菌・日和見《ひよりみ》菌・悪玉菌の3種類で構成されています。日和見菌というのは善玉菌と悪玉菌の優勢なほうに味方する性質を持つ菌です。**善玉菌だけいればいいように思えますが、腸内細菌の理想的な割合は「善玉菌2:日和見菌7:悪玉菌1」とされています。**

このバランスが崩れると腸内環境が悪化し、腸内の腐敗が進行、アンモニア、フェノール、インドールなどの有害物質が発生します。そして、これらの一部は大腸から吸収され、肝臓に運ばれるのです。肝臓はこれらの有害物質を解毒しますが、その影響で肝臓がダメージを受けることもあるのです。

腸内環境を整えるには、十分な食物繊維が必要です。また、善玉菌であるビフィズス菌の補給、ビフィズス菌を増やす乳酸菌の含まれたヨーグルト、オレイン酸を多く含むオリーブオイルの摂取も腸内環境を整える効果があります。

一方、ストレスや運動不足、不規則な生活は悪玉菌を増やしますので、注意してください。

腸内環境が悪化すると肝臓にも悪影響が！

善玉菌	日和見菌	悪玉菌
●ビフィズス菌	●バクテロイデス	●ウェルシュ菌
●乳酸菌	●大腸菌（非病原性）	●大腸菌（病原性）
●腸球菌　など	●ユウバクテリウム　など	●フラギリス菌　など

2　：　7　：　1

腸内での理想的なバランス

バランスが保たれ善玉菌が優勢だと……	バランスが崩れて悪玉菌が優勢になると……

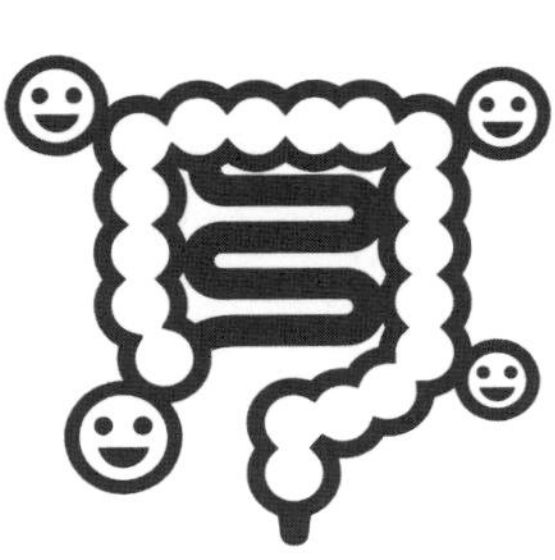

有害物質が発生することはなく
肝臓に負担はかからない

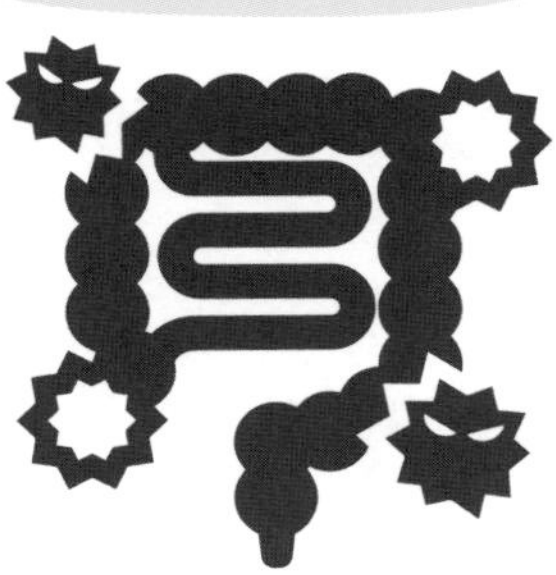

有害物質の一部が肝臓に運ばれ
肝臓に負担をかけることも……

新常識⑨

質のいい睡眠が肝臓を復活させる最大のカギ

睡眠で自律神経を整える

アルコールを分解する酵素は、自律神経によって分泌が促されます。自律神経は、活動時や興奮した場面で優勢になる交感神経と、睡眠時やリラックスした場面で優勢になる副交感神経で成り立っています。自律神経を調整するセンサーは視神経の近くにあり、昼夜のリズムに合わせて、交感神経と副交感神経を切り替えるようにできています。

自律神経は自分の意思でコントロールすることはできませんが、朝起きて夜寝るという人間本来のリズムに合った生活をしていれば、正常に働きます。**つまり、規則正しい生活によって、アルコール分解酵素の分泌も正常に行われるようになるのです。**

また、質のいい睡眠は、肝臓もしっかりと休ませることができます。そのためには、入眠時に眠りの深い「ノンレム睡眠」という状態に入ることが必要です。しかし、自律神経が乱れていると、寝ようとしているのに交感神経が働いてしまい、寝つけなくなってしまうのです。

質のいい睡眠にするには、眠りに入る1時間前に38～40度のぬるめのお風呂に15分前後入ると、眠るときにちょうどいい体温になると言われています。また、軽い運動をしたり、アロマを焚いたりするのも効果がありますが、寝酒は厳禁です。その理由は後述します。

質のいい睡眠で自律神経を正常に保つ

睡眠の効果

- 血圧低下
- 臓器の活動低下（肝臓の休養）
- 自律神経のバランスが整う

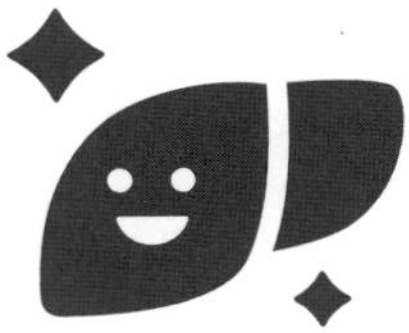

質のいい睡眠で肝臓も元気に！

睡眠が肝臓に与える効果はふたつ。ひとつは肝臓の活動を低下させ休養させること、もうひとつは自律神経のバランスを整えてアルコール分解酵素の分泌を促すことだ。毎日しっかりと睡眠を取ることを心がけよう。

ノンレム睡眠とレム睡眠

ノンレム睡眠

- 深い睡眠
- 眼球が止まる
- 脳や臓器は仮死状態

90分ごとに
切り替わるのが
理想のパターン

レム睡眠

- 比較的浅い睡眠
- 眼球がすばやく動く
- 夢を見る

入眠時にノンレム睡眠に入ることで良質な睡眠に

軽い体操

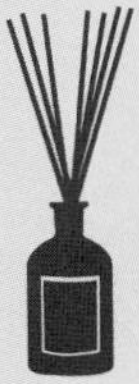

アロマ

お風呂

ノンレム睡眠から入り、90分後にレム睡眠、さらに90分後にノンレム睡眠に切り替わるパターンが理想的。お風呂やアロマ、軽い体操などでリラックスしよう。

序章

肝臓の新常識

新常識⑩

健康診断での肝臓系数値の正しい見方

数値が悪化し始めたら要注意！

健康診断で肝臓の状態を把握する項目として「γ《ガンマ》－GTP」が有名です。お酒の飲み過ぎによって数値が悪化しやすいため、健康診断の結果が届いたら真っ先にチェックするというお酒好きな方は多いのではないでしょうか？

なぜお酒を飲み過ぎるとγ－GTPが多くなるのでしょうか？　その仕組みを解説します。

お酒の飲み過ぎで肝臓の負担が大きくなると肝細胞は壊れてしまいます。通常は自然に再生していくのですが、負担が大きい状態が続くと、壊れたままの肝細胞が増えていきます。すると、肝細胞に含まれていたγ－GTPが血液中に漏れ出し、数値が悪化するのです。

逆に言えば、γ－GTPの数値が悪化しない限り、お酒をいくら飲んでも問題ないのです。ただし、数値が少しでも悪化したら要注意！　すぐにお酒を控えなければなりません。

また、「ALT」と「AST」というたんぱく質の代謝にかかわる酵素の値も、肝臓の健康状態を測るバロメーターとなります。肝臓に脂肪が溜まる脂肪肝の状態になると、肝細胞は炎症を起こして壊死していきます。そうなると、ALTとASTが血液中に漏れ出すのです。つまり、このふたつの数値が高い場合は、脂肪肝が原因で炎症が進行していると考えられますので、こちらの数値も必ずチェックしてください。

特に注意して見ておきたい血液検査の数値① 肝臓関連の検査項目

■肝臓系検査の重要項目

検査項目	基準値	理想値	解説
ALT(GPT)	10〜30IU/ℓ	5〜16IU/ℓ	糖質の摂り過ぎが原因で肝細胞に異常が発生すると、数値が増える。16を超えたら脂肪肝が始まっている可能性があり、ASTの数値も16を超えていたら脂肪肝の可能性が高い。
AST(GOT)	10〜30IU/ℓ	5〜16IU/ℓ	肝細胞が壊れたときに放出され、16を超えたら脂肪肝が始まっている可能性がある。ALTの数値より高ければお酒の飲み過ぎ、低ければ糖質の摂り過ぎが疑われる。
γ-GTP	男性:79IU/ℓ以下 女性:48IU/ℓ以下	男性:10〜50IU/ℓ以下 女性:10〜30IU/ℓ以下	アルコール性肝障害、糖質の摂り過ぎなどによる脂肪肝、胆道に異常があると数値が上昇。理想値の男性50・女性30を超えると、アルコール性脂肪肝が疑われる。
アルブミン	3.7〜5.5g/dℓ	4.5g/dℓ以上	アミノ酸を運搬する役割がある血液に含まれるたんぱく質。数値が低いと筋肉や血管を作ることができなくなり、中性脂肪を燃焼する力が弱くなる。

生活習慣病と脂肪肝予防のための〝理想値〟

基準値は、一般的にその範囲に収まっていれば問題ないと判断される値。理想値は、生活習慣病や脂肪肝を予防するために、その範囲に収めておきたい値。理想値を超えたら病気というわけではないが、予備軍となるので十分注意したい。

特に注意して見ておきたい血液検査の数値② 脂質代謝関連の検査項目

■脂質代謝系検査の重要項目

検査項目	基準値	解説
総コレステロール（T-Cho）	150〜219mg/dℓ	細胞壁や血管壁、胆汁酸の原料となる血液中の重要な脂肪。基準値より高い場合は、高脂血症、糖尿病などの、低過ぎる場合は、肝硬変、劇症肝炎など肝臓の異常の疑いがある。
LDLコレステロール（LDL-C）	70〜139mg/dℓ	肝臓で作られたコレステロールを全身へ運ぶ役割を持つ。増え過ぎると動脈硬化を引き起こし心筋梗塞や脳梗塞を誘発するため、「悪玉コレステロール」と呼ばれる。
HDLコレステロール（HDL-C）	男性：40〜80mg/dℓ 女性：40〜90mg/dℓ	増え過ぎたコレステロールの回収、血管壁に溜まったコレステロールを除去し肝臓へもどす役割を持つ。動脈硬化を予防することから、「善玉コレステロール」と呼ばれる。
中性脂肪（TG/トリグリセライド）	50〜149mg/dℓ	体脂肪の大部分を占める物質で、いわゆる「脂肪」のこと。重要なエネルギー源だが、増え過ぎると体脂肪として蓄えられて肥満の原因になり、生活習慣病を引き起こす。

脂質異常症の判断基準

- **LDLコレステロールが140mg/dℓ以上→**「高LDLコレステロール血症」
- **HDLコレステロールが40mg/dℓ未満→**「低HDLコレステロール血症」
- **中性脂肪が150mg/dl以上→**「高中性脂肪血症」

動脈硬化を引き起こす危険な「脂質異常症」

コレステロールや中性脂肪などの脂質代謝に異常をきたし、血液中の値が上記の基準値をはずれると「脂質異常症」と判定される。アルコール性脂肪肝と密接な関係があり、動脈硬化を引き起こす危険因子となる。放置すれば脳梗塞や心筋梗塞などの重大な動脈硬化性疾患をまねく原因となるため、早めの治療が必要。

特に注意して見ておきたい血液検査の数値③ 血圧と糖体質関連の検査項目

■血圧関連のチェックポイント

検査項目	基準値
収縮期(最高)	～129mmHg
拡張期(最低)	～84mmHg

高血圧の判断基準

●収縮期血圧140mmHg以上
●拡張期血圧90mmHg以上

■糖体質関連の重要項目

検査項目	基準値	解説
血糖値 (FPG)	70～109mg/dℓ (空腹時)	空腹時に血液中に含まれるブドウ糖(グルコース)の濃度。血糖値が必要以上に高いまま下がらない状態が高血糖で、長く続くと血管が傷ついて動脈硬化を引き起こし、糖尿病など様々な病気を誘発する危険がある。
HbA1c (NGSP)	5.9%以下	赤血球の中にあるヘモグロビンA(HbA)にグルコース(血糖)が結合したもの。食事内容や運動量、ストレスなどによる変動がないため、過去1～3ヵ月の平均的血糖値を反映する値として診断に用いられる。

糖尿病の判断基準

●空腹時血糖値が126mg/dl以上
●HbA1cが6.5%以上

「高血圧」と「糖尿病」の兆候を見逃さないように注意!

「高血圧」は、文字どおり血圧が高くなる病気。日本人の約4000万人が該当する生活習慣病の代表格で、脳卒中や心臓病のリスクが高まる。「糖尿病」は、高血糖状態が慢性的に続く病気。網膜症・腎症・神経障害の三大合併症を引き起こすほか、動脈硬化を進行させ、心臓病や脳卒中のリスクも高まる。

肝臓コラム 1

体重が重いほど アルコール処理能力が高い！

お酒の強さは遺伝子で決まるというのは、すでにお伝えしたとおりですが、実は体の大きさも影響します。と言うのは、体が大きい人は肝臓も大きく、アルコールを分解する酵素を分泌する能力も高いからです。

医学的には、1時間で処理できるアルコール量は「体重1キロあたり0.1グラム」とされています。つまり、体重60キロの人は1時間に6グラムしか処理できませんが、1.5倍となる体重90キロの人は1時間に9グラムと、処理能力も1.5倍高くなるのです。

たとえば、ビール500mlに相当する20グラムのアルコールを飲んだ場合、処理が終わるまでの時間は、体重60キロの人は約3時間20分、体重90キロの人は約2時間13分となります。

「1時間あたり体重の10分の1グラム」の法則を覚えておくと、眠る時間から逆算して「何時までに何グラムまで飲める」という計算に役立てることができます。

同じ量を飲んでも体重で処理時間に大きな差が！

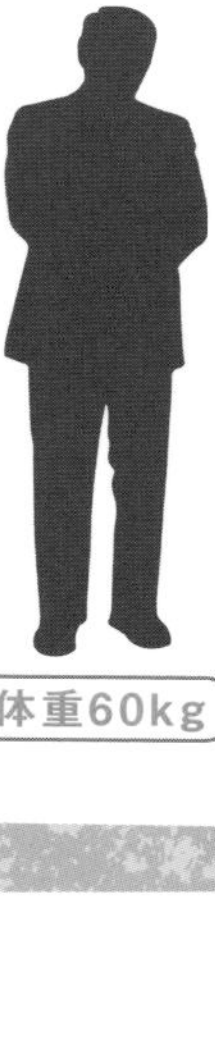

1時間に処理できるアルコールの量

60(kg)×0.1＝6(g)

20gのアルコールを処理する時間

20÷6＝3.33

＝約3時間20分

体重60kg

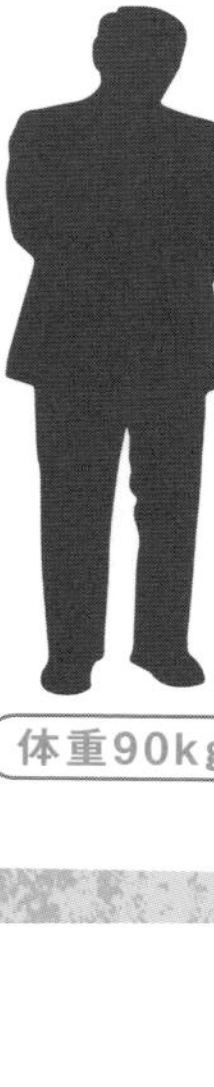

1時間に処理できるアルコールの量

90(kg)×0.1＝9(g)

20gのアルコールを処理する時間

20÷9＝2.22

＝約2時間13分

体重90kg

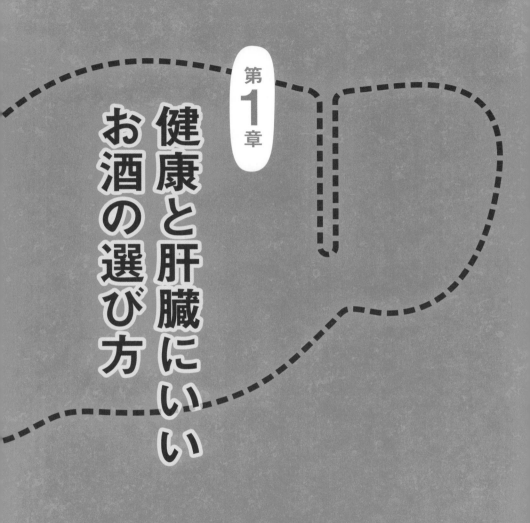

第1章

健康と肝臓にいい お酒の選び方

お酒には〝醸造酒〟と〝蒸留酒〟の2種類あり

いずれのお酒も健康効果がすごい!

お酒には大きく分けて「醸造酒」と「蒸留酒」があります。

醸造酒は酵母によってフルーツや穀物をアルコール発酵させたお酒で、ビール・日本酒・ワインなどが該当します。**糖質が含まれるため、飲み過ぎると中性脂肪の増加に繋がりますが、適量を守れば高い健康効果が得られます。**たとえば、ビールの原材料であるホップには認知症や生活習慣病を予防する効果、日本酒に含まれる成分のアミノ酸には筋肉や肝機能、免疫機能を強化する効果、赤ワインに豊富に含まれるポリフェノールには視力低下や眼精疲労の改善に加え、老化・がんの予防効果があります。このように醸造酒には健康効果が期待できるのです。

蒸留酒は醸造酒などを熱してアルコールを気化させたのち、その水蒸気などを集めて冷やしたお酒で焼酎、ウォッカ、ウイスキーなどが該当します。**最大の魅力はなんと言っても蒸留する過程で不純物が取り除かれるため、糖質をいっさい含んでいないという点。**脂肪肝対策ができ、ダイエットにも最適なお酒といえます。また乙類の焼酎の場合は血管内にある血のかたまりを溶かして血液をサラサラにするという効果があり、醸造酒とは違う健康効果が得られます。ただし焼酎やウイスキーなど、アルコール度数が高いお酒が多いので飲み過ぎは禁物です。

醸造酒と蒸留酒の違い

醸造酒

酵母により、果物やフルーツをアルコール発酵させたお酒。

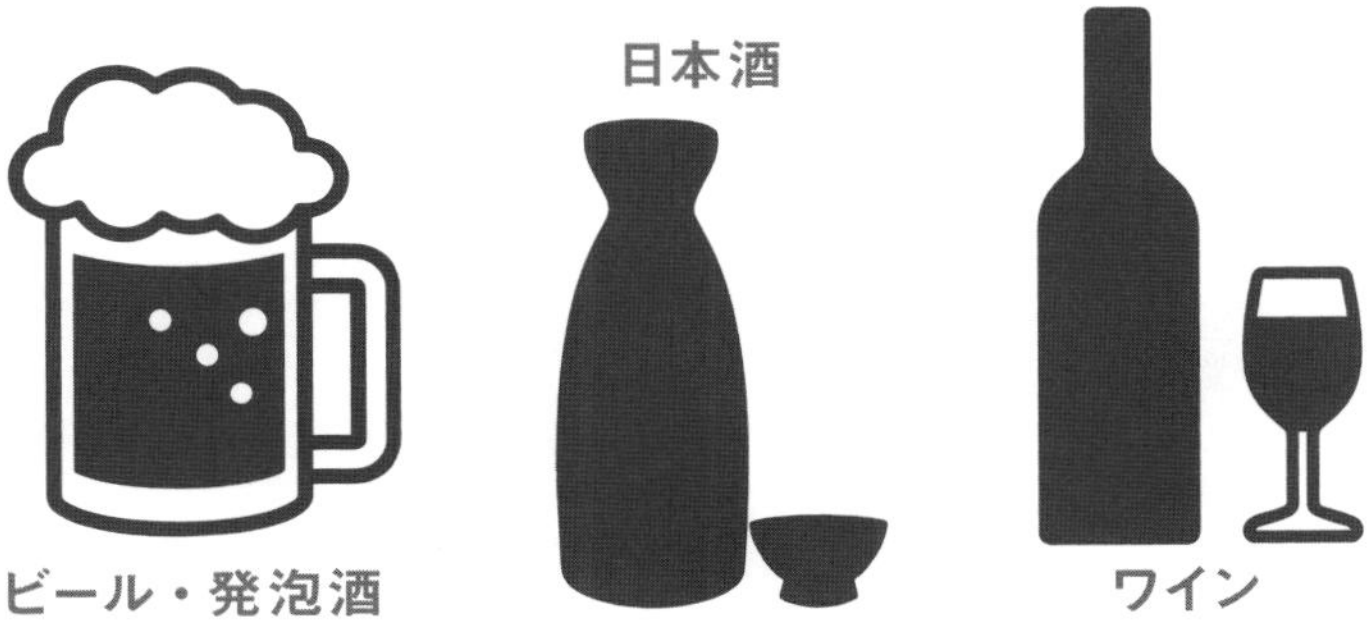
日本酒
ビール・発泡酒
ワイン

蒸留酒

醸造酒などを熱して気化させ、さらに凝縮させたお酒。

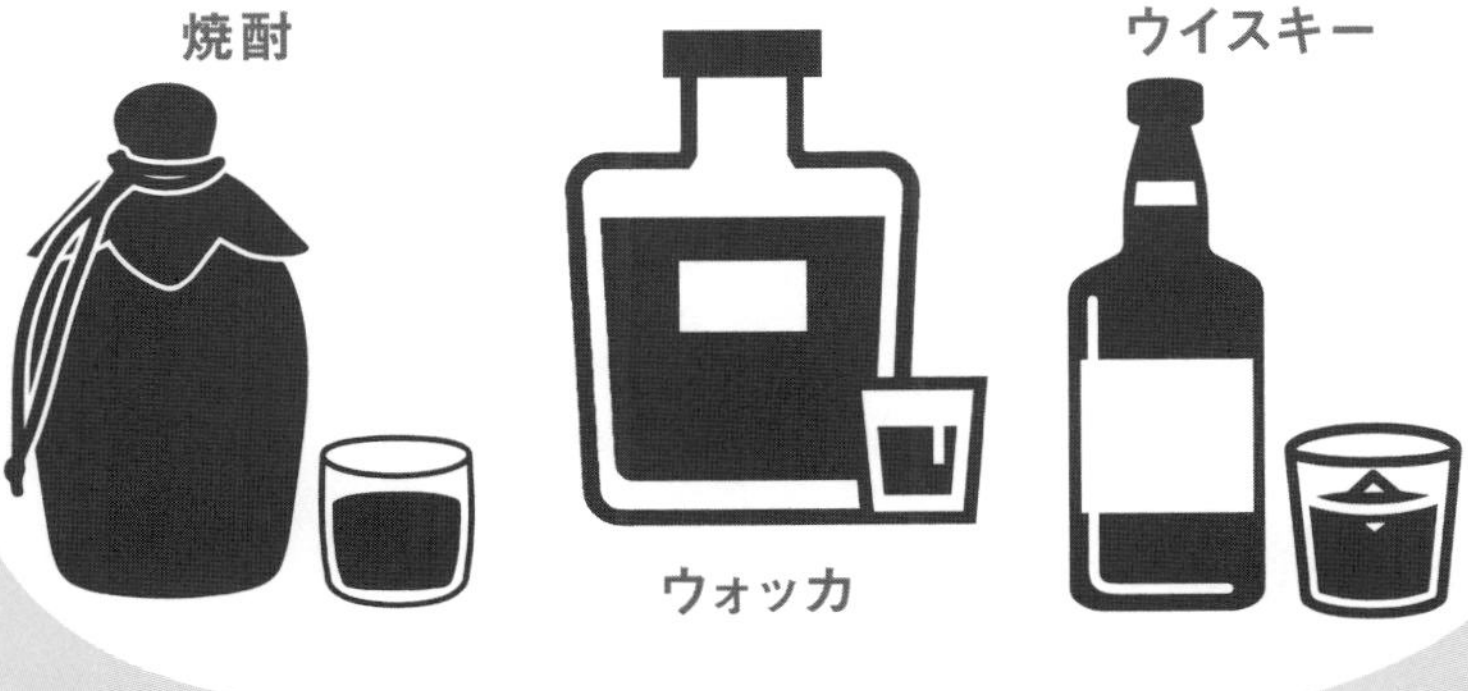
焼酎
ウイスキー
ウォッカ

醸造酒の魅力

ビール・発泡酒

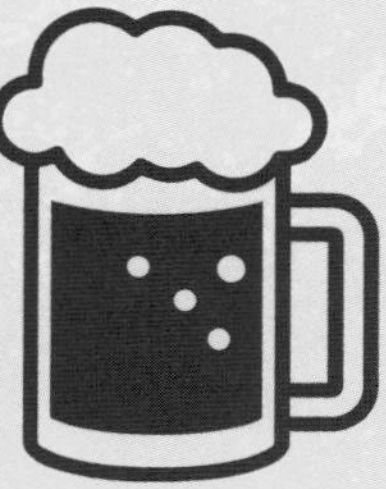

原材料・ホップの健康効果

認知症、生活習慣病（動脈硬化や高血圧、糖尿病、がんなど）、骨粗しょう症、更年期障害の予防に繋がる。

（詳細は38ページ）

日本酒

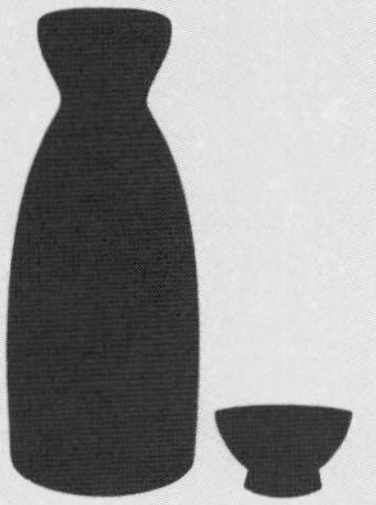

成分・アミノ酸の健康効果

筋肉や肝機能、免疫機能の強化、成長ホルモンの分泌促進、生活習慣病（動脈硬化や糖尿病、心臓病など）の予防効果などがある。

（詳細は42ページ）

赤ワイン

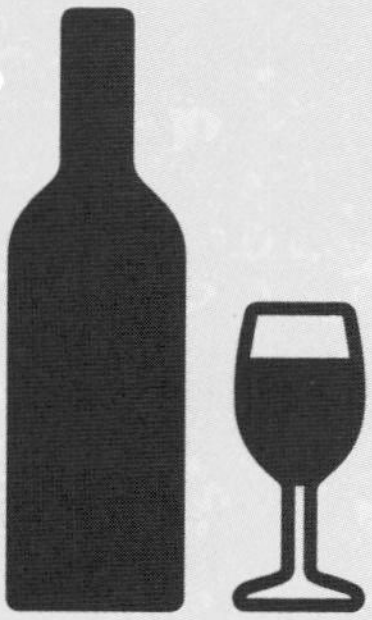

成分・ポリフェノールの健康効果

老化、動脈硬化、がんなどを予防、視力低下や眼精疲労の改善、脳障害の予防効果がある。

（詳細は50ページ）

醸造酒の原材料や成分には様々な予防効果あり！
ただし糖質が入っているため、飲み過ぎには注意！

蒸留酒の魅力

焼酎
（乙類）

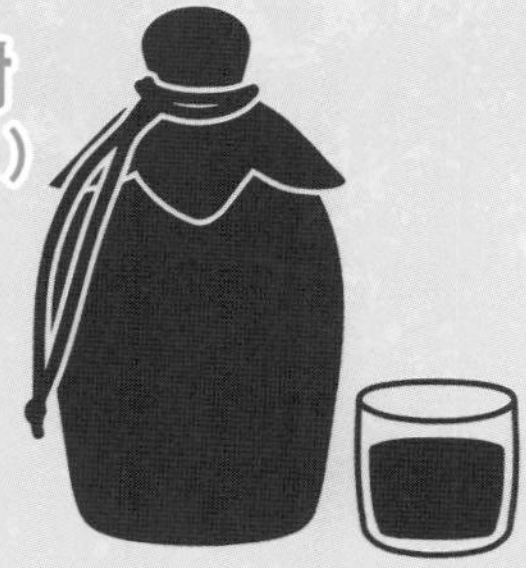

乙類の焼酎が持つ健康効果

糖質ゼロというメリットに加え、血管内にウロキナーゼの分泌を促進。血管中の血栓が溶け、血液がサラサラに。さらに善玉コレステロールが増えて動脈硬化を予防する。
（詳細は46ページ）

ウォッカ

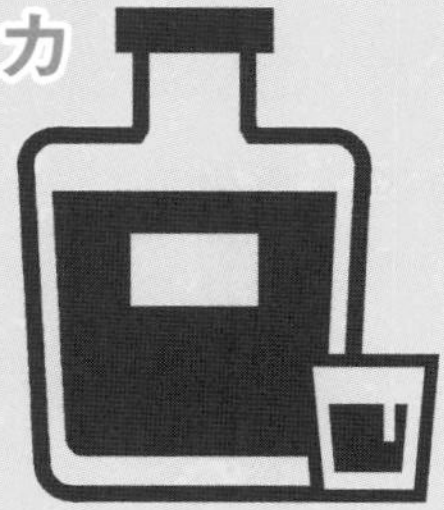

蒸留酒の健康効果

肥満の原因である内臓脂肪を生み出す糖質が含まれていないため、醸造酒よりも脂肪肝のリスクを抑えられる。
（詳細は54ページ）

ウイスキー

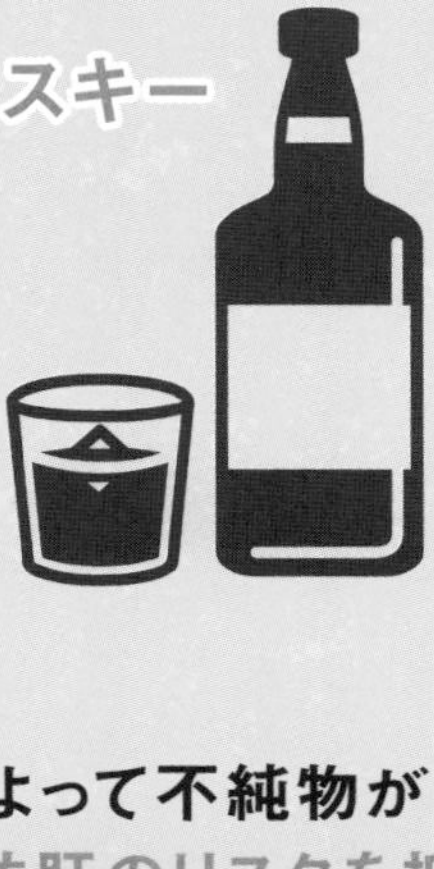

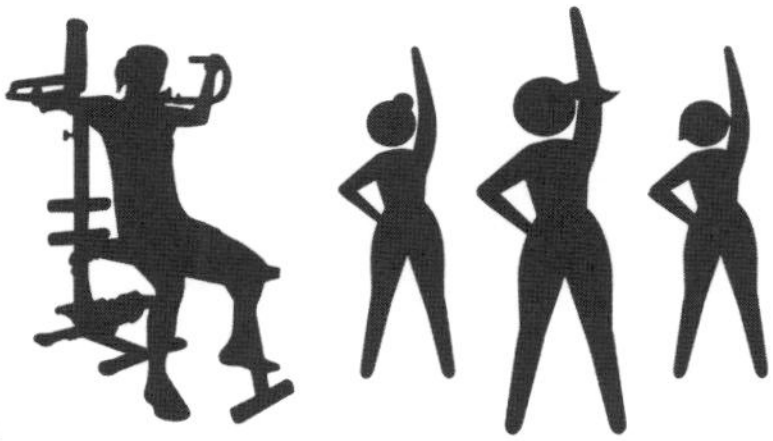

ダイエットに最適！

蒸留によって不純物が取り除かれるため、糖質を含まない！
脂肪肝のリスクを抑えられてダイエットにもオススメ！

第1章

健康と肝臓にいいお酒の選び方

ビール・発泡酒を選ぶコツ

苦いビールほど健康効果が高い

痛風やビール腹など、健康に気を使う人ほど敬遠しがちなビールや発泡酒ですが、実は健康効果が期待できる原材料が含まれています。

その原材料とはズバリ、ホップです。ホップはビール類の苦味や香りのもととなる植物。ビール類はいずれも麦芽、ホップ、水で作られています（発泡酒の場合はほかにも複数の原材料が使用されています）。その原材料の中でもホップはとりわけ健康効果が高いと言われています。

実はホップには脳内炎症の緩和など認知症予防に繋がる「イソα酸（イソフムロン）」、動脈硬化や高血圧といった様々な生活習慣病の予防が期待できる「ポリフェノール」、骨粗しょう症や更年期障害の予防に役立つ「フィストロゲン」という成分が含まれています。

そんな様々な症状の予防に繋がるとされているホップを、より効率よく摂取するために覚えておきたいのが、ＩＢＵという言葉です。これ**は国際苦味単位というビールの苦味を表す単位で、一般的に原材料のホップが多いほどこのＩＢＵが高くなります（麦芽の量によっては異なる場合もあります）。つまりＩＢＵの高いビールを選べばより高い健康効果を期待できるということになります。**ちなみにＩＢＵが特に高いポピュラーなビールは「インディアン・ペールエール（ＩＰＡ）」です。

一般的なビールと発泡酒の原材料と成分

ビールの原材料

麦芽、ホップ

ビールの定義

- 麦芽比率が50%以上
- 副原料の重量合計が
  使用する麦芽の重量の5%以内

発泡酒の原材料

麦芽、ホップ、コーン、大麦、糖類

発泡酒の定義

- 麦芽比率が50%未満
- 麦芽比率が50%以上の場合は、ビールでは使用できない
  副原料が使われているまたは規定量を超えて副原料が
  使われていること

■一般的なビールと発泡酒の成分表

成分（単位：kcalまたはg/100 g）	ビール淡色	ビール黒	ビールスタウト	発泡酒
エネルギー（kcal）	40	46	63	45
たんぱく質	0.3	0.4	0.5	0.1
アミノ酸組成によるたんぱく質	0.2	-	-	-
脂　質	0	Tr	Tr	0
炭水化物（糖質＋食物繊維）	3.1	3.6	4.9	3.6
アルコール	3.7	4.2	5.9	4.2

※「Tr」は含まれているが、最小記載量に達していないことを示す
※「ー」は未測定を示す

出典：日本食品標準成分表2015年版（七訂）

ビールの原材料であるホップがもたらす様々な健康効果

ホップに含まれる成分の主な効果

・イソα酸（イソフムロン）　・ポリフェノール　・フィストロゲン

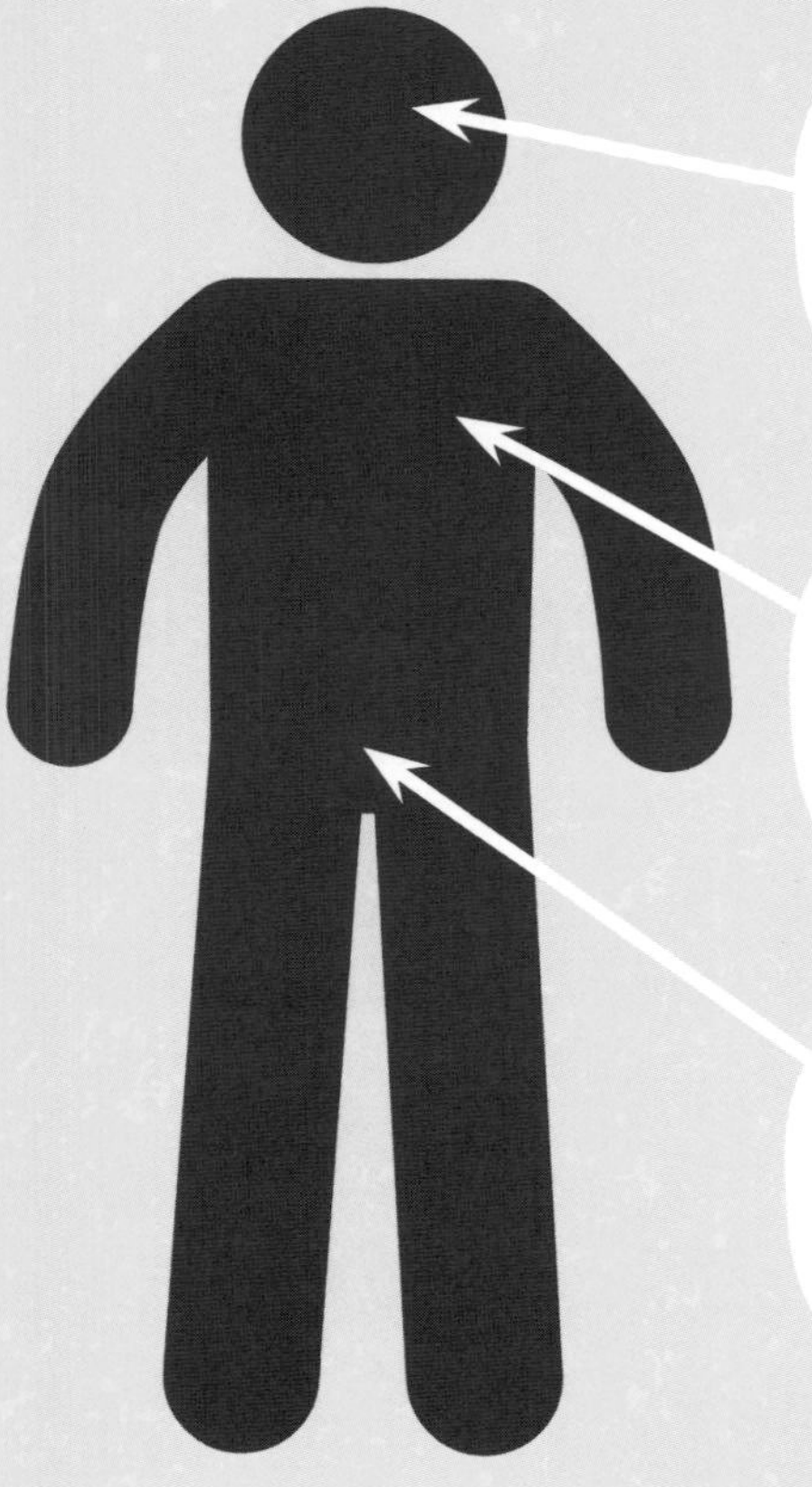

イソα酸（イソフムロン）

脳内炎症の緩和や脳内にある老廃物沈着の抑制に繋がり、認知機能の改善が期待でき、認知症予防になる。

ポリフェノール

強い抗酸化作用を持つポリフェノールは、動脈硬化や高血圧、糖尿病、がんなどの様々な生活習慣病の予防に繋がる。

フィストロゲン

骨粗しょう症や更年期障害の予防に役立つ。フィストロゲンには女性ホルモンに似た作用があり、肌の老化防止に効果がある。

ビール（ホップ）には認知症・骨粗しょう症・更年期障害・生活習慣病の予防効果や、肌の老化防止効果がある！

健康効果が得られるホップの量はIBUで判断！

IBUとは国際苦味単位というビールの苦味を表す単位。一般的に原材料のホップ量が多いほど苦味が増し、IBUが高くなる。

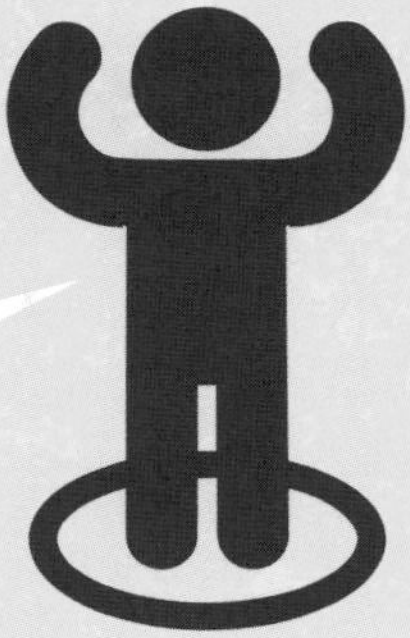

IBUが高い＝ホップの量が多い！

IBUの低いビールよりもさらなる健康効果が期待できる反面、アルコール度数も高くなるので飲み方に注意。

ビールの分類

下面発酵

下面発酵酵母（ラガー酵母）を使用し、10℃前後または低温で発酵させる方法

【下面発酵ビール例】

- ピルスナー
- ボック
- ドルトムンダー

自然発酵

野生酵母と呼ばれる培養管理されていない酵母を使用し、自然発酵させる方法

【自然発酵ビール例】

- ランビック
- クヴァス
- いわて蔵ビール

上面発酵

上面発酵酵母（エール酵母）を使用し、20℃前後または常温で発酵させる方法

【上面発酵ビール例】

- スタウト
- ヴァイツェン
- ペールエール
- インディアン・ペールエール（IPA）

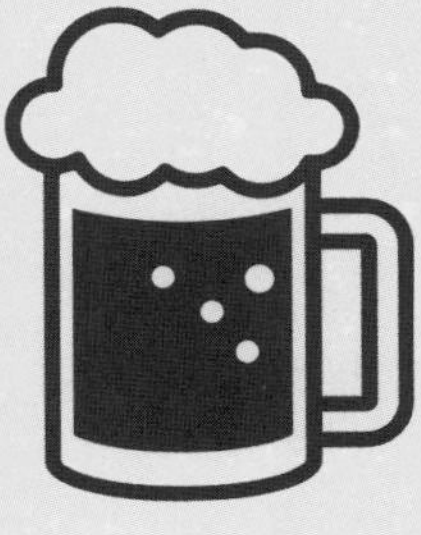

IBUが高いポピュラーなビールはインディアン・ペールエール（IPA）！

IPAを飲んで様々な症状を予防しよう！

第1章

健康と肝臓にいいお酒の選び方

日本酒を選ぶコツ

アミノ酸の含有量は酒類でトップクラス

日本酒は、水、米、米麹を使って作る純米酒と、そこに醸造用アルコールを加える本醸造酒に分けられます。それぞれ精米歩合（精米して残った米の割合のこと）や原材料の違い、発酵温度によって香りと味が大きく変化するのが特徴です。純米大吟醸酒や大吟醸酒など、様々な日本酒があり、自分好みの香りと味を見つけられるというのも日本酒の魅力と言えます。

さらに日本酒には１２０種類以上もの栄養成分が含まれており、中でも特に重要なのが「アミノ酸」です。**人間が生きるために欠かせないたんぱく質を構成するアミノ酸は約20種類あります。疲労回復、筋肉と肝機能の強化、脳の活性化、美肌効果など、魅力的な力があり、日本酒にはアミノ酸が多く含まれています。**ちなみに数ある日本酒の中でも特にアミノ酸の含有量が多いのは「純米酒」です。

日本酒のすごいところはこれだけではありません。とある実証研究で、日本酒１００ミリリットルを2・5ミリリットルに減圧濃縮した液体を**膀胱がん・前立腺がん・子宮がんの細胞に加えて24時間培養した結果、64倍に薄めた試料では90％のがん細胞が死滅、１２８倍に薄めた試料では50％のがん細胞が死滅しました。**これにより日本酒は豊富な健康効果に加えてがん細胞の増殖を抑える効果があるとわかったのです。

一般的な日本酒の原材料と成分

純米酒の原材料

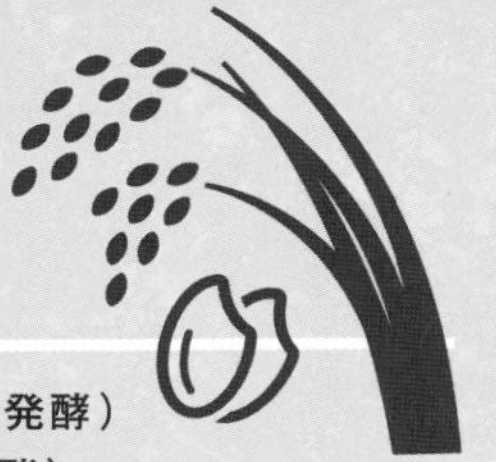

水、米、米麹

純米酒の主な種類

- 純米大吟醸酒（精米歩合50%以下の米、米麹、水＋低温発酵）
- 純米吟醸酒（精米歩合60%以下の米、米麹、水＋低温発酵）
- 特別純米酒（精米歩合60%以下の米、米麹、水）
- 純米酒（精米歩合の条件なし）

本醸造酒の原材料

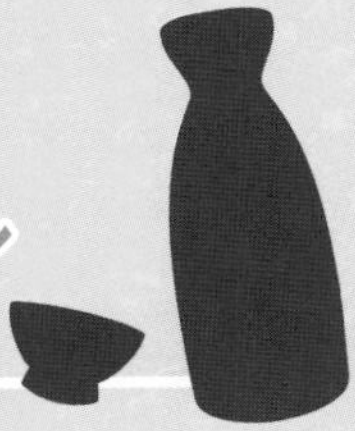

水、米、米麹、醸造用アルコール

本醸造酒の主な種類

- 大吟醸酒（精米歩合50%以下の米、米麹、水、醸造用アルコール）
- 吟醸酒（精米歩合60%以下の米、米麹、水、醸造用アルコール ＋低温発酵）
- 特別本醸造酒（精米歩合60%以下の米、米麹、水、醸造用アルコール）
- 本醸造酒（精米歩合70%以下の米、米麹、水、醸造用アルコール）

※精米歩合：精米して残った米の割合のこと

■一般的な日本酒の成分表

成分（単位：kcalまたはg/100 g）	普通酒	純米酒	本醸造酒	吟醸酒	純米吟醸酒
エネルギー（kcal）	109	103	107	104	103
たんぱく質	0.4	0.4	0.4	0.3	0.4
アミノ酸組成によるたんぱく質	0.3	-	-	-	-
脂　質	Tr	Tr	0	0	0
炭水化物（糖質＋食物繊維）	4.9	3.6	4.5	3.6	4.1
アルコール	12.3	12.3	12.3	12.5	12

※「Tr」は含まれているが、最小記載量に達していないことを示す
※「－」は未測定を示す

出典：日本食品標準成分表2015年版（七訂）

日本酒に含まれるアミノ酸の主な働き

アスパラギン酸

疲労回復

アラニン

運動時のエネルギー源であり、免疫機能を強化

アルギニン

免疫機能と、生理機能に働きかけて成長ホルモンの分泌を促進

グリシン

色素成分の生成と、睡眠を改善

グルタミン酸

脳の活性化を促す

システイン

そばかすやシミといった肌のトラブルを抑制

スレオニン

肝機能の強化と、美肌効果

チロシン

ストレスへの耐性を高める

フェニルアラニン

記憶能力の強化と、気持ちを落ち着かせる効果

リジン

疲労回復と、カルシウムの吸収能力を強化

ロイシン

筋肉と、肝機能の強化

日本酒に含まれているアミノ酸の含有量は
酒類の中でもトップクラス！
体内で大活躍して様々な健康効果をもたらす！

※出典：あいち産業科学技術総合センター食品工業技術センター

日本酒はがん予防にもなる！

日本酒を用いたがん予防効果を実証した実験

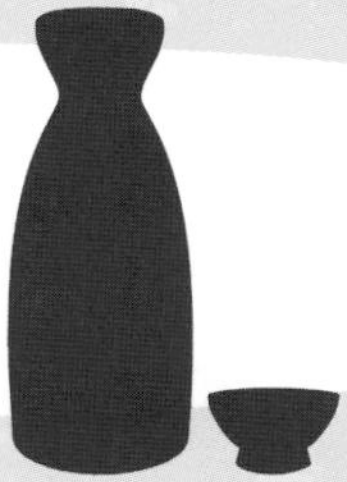

①超濃密な日本酒を用意

日本酒100mlを2.5mlに減圧濃縮した液体を作成。

②3つのがん細胞に減圧濃縮した液体を加える

減圧濃縮した日本酒を3つのがん細胞に加えて24時間培養する。

膀胱がん細胞　前立腺がん細胞　子宮がん細胞

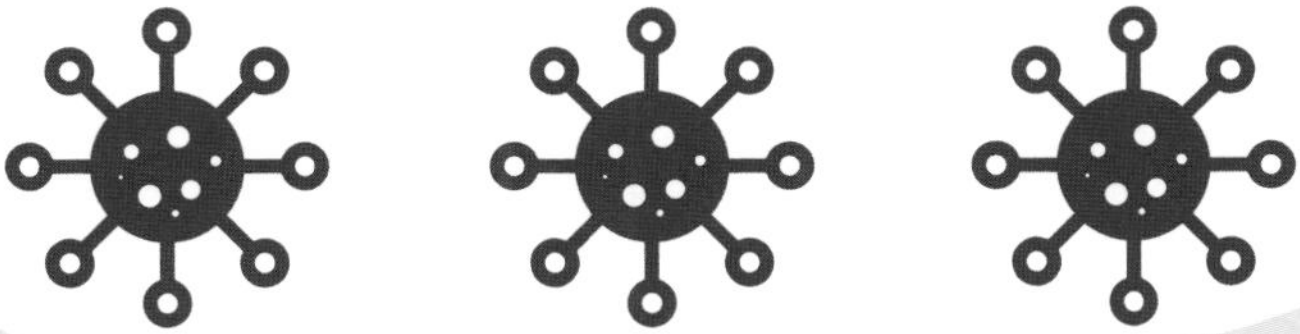

③がん細胞の死滅が確認！

64倍に薄めた試料では90％のがん細胞が死滅、128倍に薄めた試料では50％のがん細胞が萎縮または死滅した。

日本酒にはがん細胞を抑える力があると実証された！

第1章

健康と肝臓にいいお酒の選び方

焼酎を選ぶコツ

飲むなら糖質ゼロで血液がサラサラになる乙類！

焼酎は主に甲類焼酎と乙類焼酎の2種類。**雑穀などの穀物を原材料とする甲類は、ひとつの蒸留機の中で何度も蒸留を繰り返す「連続式蒸留法」を使って大量に生産する焼酎で、サワーなどに使われる無味無臭のもの。**乙類とブレンドした「甲乙混和焼酎」というものもあります。

対して米や大麦、いも類などを原材料とする乙類は、蒸留機の中で一度だけ蒸留する「単式蒸留法」という製造法で作られる焼酎です。**乙類は一度しか蒸留できず、連続式蒸留法のように大量生産できないという特徴があります。**また原材料の風味が色濃く楽しめるため「本格焼酎」とも呼ばれています。

乙類の焼酎を飲むと、血管内で「t－PA（組織プラスミノーゲン活性化因子）」や「ウロキナーゼ」といった酵素が分泌され、活性型の「プラスミン」というたんぱく質分解酵素が作られます。このたんぱく質分解酵素は血管中の血栓を分解して溶かす力があり、血液をサラサラにしてくれます。さらに乙類の焼酎には善玉コレステロールを増やして、血管に付着した脂を取り除く働きもあります。これらの健康効果は甲類や甲乙混和焼酎ではほぼ得られません。なお、**芋焼酎と泡盛の場合は飲まなくても香りを嗅ぐだけでt－PAやウロキナーゼの分泌が促進されることが判明しています。**

一般的な焼酎の原材料と成分

焼酎(甲類)の原材料

雑穀などの穀物、麹、水

甲類の特徴

ひとつの蒸留機の中で何度も蒸留を繰り返す「連続式蒸留法」を使って大量に生産する焼酎。乙類とブレンドした「甲乙混和焼酎」というものもある。

焼酎(乙類)の原材料

米・大麦・いも類など、麹、水

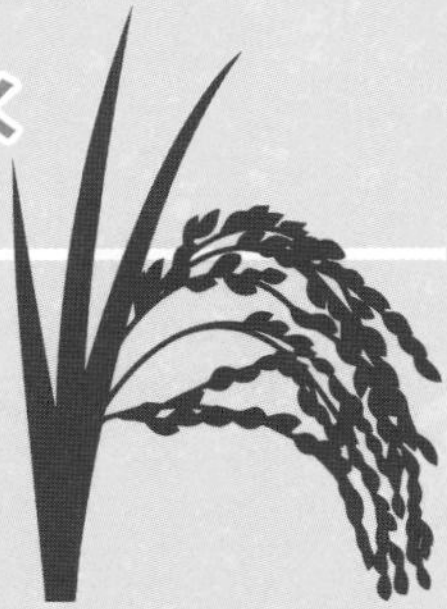

乙類の特徴

蒸留機の中で一度だけ蒸留する「単式蒸留法」を使って製造する焼酎。一度しか蒸留できないため、連続式蒸留法のように大量生産できない。また原材料の風味が色濃く楽しめるため「本格焼酎」とも呼ばれる。

■一般的な焼酎の成分表

成分(単位:kcal・g/100 g)	連続式蒸留焼酎(甲類)	単式蒸留焼酎(乙類)
エネルギー(kcal)	206	146
たんぱく質	0	0
アミノ酸組成によるたんぱく質	−	−
脂 質	0	0
炭水化物(糖質+食物繊維)	0	0
アルコール	29	20.5

※「Tr」は含まれているが、最小記載量に達していないことを示す
※「−」は未測定を示す

出典:日本食品標準成分表2015年版(七訂)

健康効果があるのは本格焼酎（乙類）！

本格焼酎（乙類）を飲む

↓

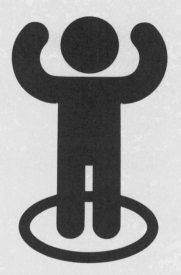

血管内で「t-PA（組織プラスミノーゲン活性化因子）」や「ウロキナーゼ」といった酵素が分泌される

↓

活性型の「プラスミン」というたんぱく質分解酵素が作られる

↓

たんぱく質分解酵素が血栓を肥大化させるフィブリンを分解して血栓を溶かす

↓

血の流れがよくなり、血液がサラサラになる！

善玉コレステロールを増加させる効果も！

乙類の焼酎には、血液サラサラ効果に加えて、血管に付着した脂を取り除く働きを持つ善玉コレステロールを増やす効果もある！ ちなみに甲類や甲乙混和焼酎を飲んでも、血栓を溶かす効果や血管の脂を取る働きはほとんど得られない。

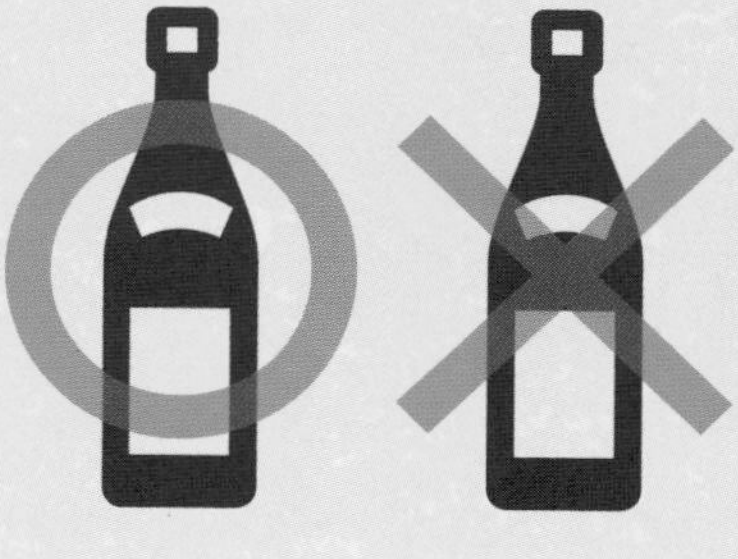

様々な本格焼酎で健康になろう！

麦焼酎
主な原材料 麦

米焼酎
主な原材料 米

そば焼酎
主な原材料 そば

黒糖焼酎
主な原材料 サトウキビから作られた黒糖

泡盛
主な原材料 インディカ米、黒麹

芋焼酎
主な原材料 さつまいも

芋焼酎と泡盛の場合は香りを嗅ぐだけでも t-PAやウロキナーゼの分泌が促進され、血液がサラサラになる健康効果が！

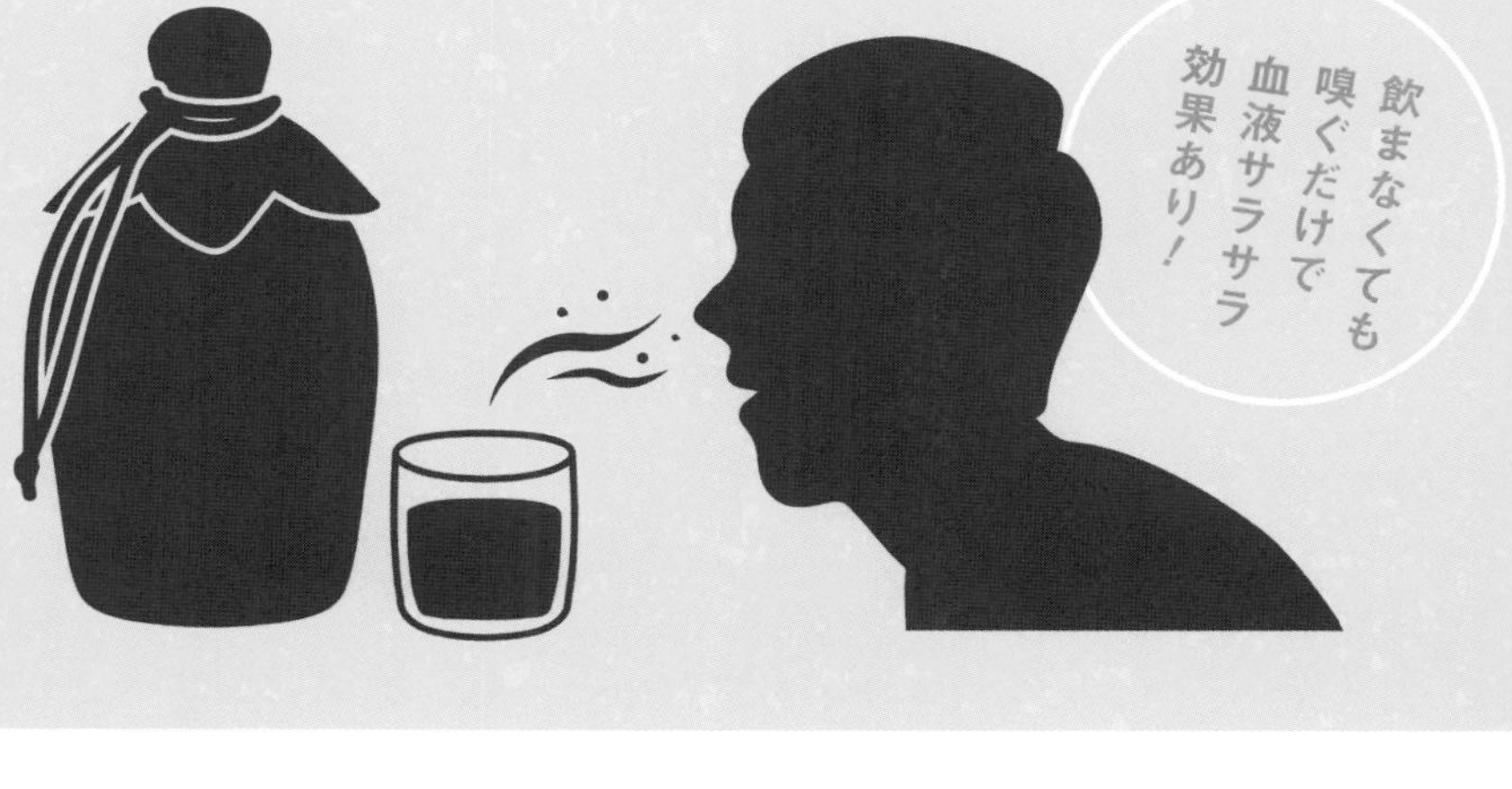
飲まなくても
嗅ぐだけで
血液サラサラ
効果あり！

第1章

健康と肝臓にいいお酒の選び方

ワインを選ぶコツ

ポリフェノールが豊富な赤ワインで健康に！

ワインには赤と白がありますが、**健康効果が高いのは「ポリフェノール」を多く含んでいる赤ワインです**。なぜ白ワインよりも赤ワインのほうが多く含まれているのかというと、赤ワインはポリフェノールが豊富な黒ぶどうの種子や皮を取り除かずに実と一緒に搾るからです。

赤ワインに含まれているポリフェノールには、非常に強い「抗酸化作用」があります。**抗酸化作用とは、体内の細胞を酸化させる「活性酸素」を除去する力のことで、細胞膜の酸化による動脈硬化や老化などの予防に繋がります。さらに「アントシアニン」によって低下した視力や眼精疲労を回復する効果も期待できます。**

ワインは若いものよりも熟成させたもののほうが健康効果が高いと言われています。ポリフェノールなどの成分は、時間をかけて熟成させることで成分同士が結合し、パワーアップするという特徴があり、白ワインも熟成させれば若い赤ワイン以上の健康効果を得られます。美味しくかつより高い健康効果を得るなら約10年間熟成させた赤ワインをオススメします。

なお、ワインのラベルに記載された年号(ヴィンテージ)はぶどうの収穫年であり、瓶詰めされた年ではない上にワインによっては年号そのものが書いていないこともあります。購入する際はお店の人に確認するといいでしょう。

一般的なワインの原材料と成分

赤ワインの原材料

黒ぶどう

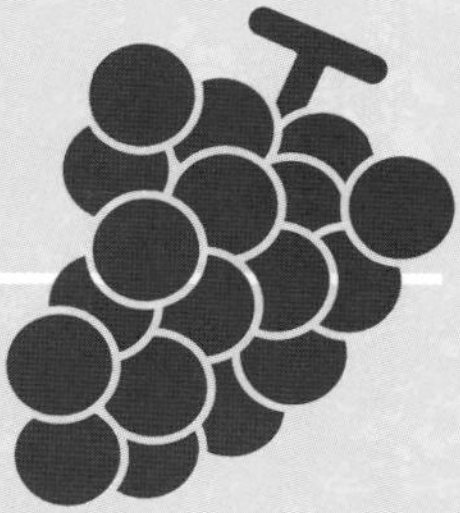

赤ワインの特徴

黒ぶどうを漬して種子や皮と一緒に発酵させたのち、プレス機で搾ってワインの液体を取り出す。ワインが赤いのは黒ぶどうの皮から色が染み出たため。また種子や皮から渋さの成分であるタンニンが出る。

白ワインの原材料

白ぶどう

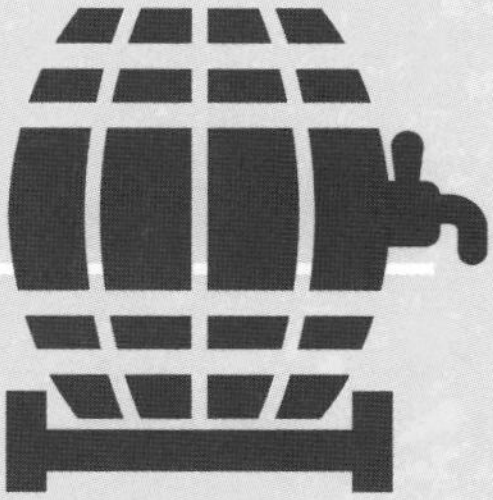

白ワインの特徴

種子や皮を取り除き、果肉だけを発酵させたのち、プレス機で搾ってワインの液体を取り出す。果肉だけで作っているので色がなく、渋さもない。また黒ぶどうからも、種子や皮を取り除いて白ワインが作られる。

■一般的なワインの成分表

成分（単位：kcal・g/100 g）	ワイン　赤	ワイン　白
エネルギー（kcal）	73	73
たんぱく質	0.2	0.1
アミノ酸組成によるたんぱく質	-	-
脂　質	Tr	Tr
炭水化物（糖質＋食物繊維）	1.5	2
アルコール	9.3	9.1

※「Tr」は含まれているが、最小記載量に達していないことを示す
※「ー」は未測定を示す

出典：日本食品標準成分表2015年版（七訂）

ポリフェノールが豊富な赤ワインがオススメ！

ポリフェノールの種類

アントシアニン

視力回復や肝機能の改善・向上効果

カテキン

活性酸素（体内の細胞を酸化させて老化や病気を引き起こす酵素）を除去する働きを持つ抗酸化作用

タンニン

殺菌効果と抗酸化作用

プロアントシアニジン

心臓を防護する作用や、動脈硬化の抑制、抗がん作用

ケルセチン

抗酸化作用があり、動脈硬化と糖尿病の予防に繋がる

レスベラトロール

抗酸化作用に加えてがんや血管疾患、脳障害の予防。長寿遺伝子に作用し、細胞を守る効果もある

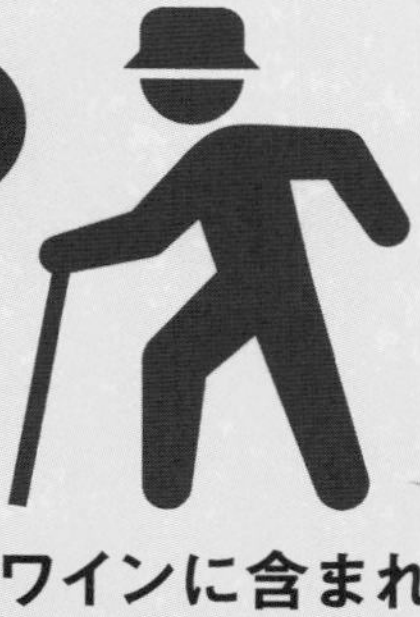

赤ワインに含まれているポリフェノールには視力の改善や、老化、がん、脳障害、動脈硬化、糖尿病の予防といった多数の健康効果がある！

熟成させた赤ワインが最強！

時間が経つと有効成分が結合

ワインを熟成させていくと、ポリフェノールやアミノ酸といった有効成分が結合していき、より健康効果の高い成分に進化する！　赤ワインに比べてポリフェノールの含有量が少ない白ワインも、熟成させれば若い赤ワイン以上の健康効果が得られる。そして、元々ポリフェノールを多く含む赤ワインは熟成することで熟成した白ワイン以上の健康効果が期待できる。

約10年が目安

ワインの健康効果を得るのに最適な熟成期間の目安は約10年。ちなみにワインボトルのラベルに記されている西暦の年号（ヴィンテージ）はぶどうの収穫年であり、熟成を始めた年ではないので注意が必要だ。

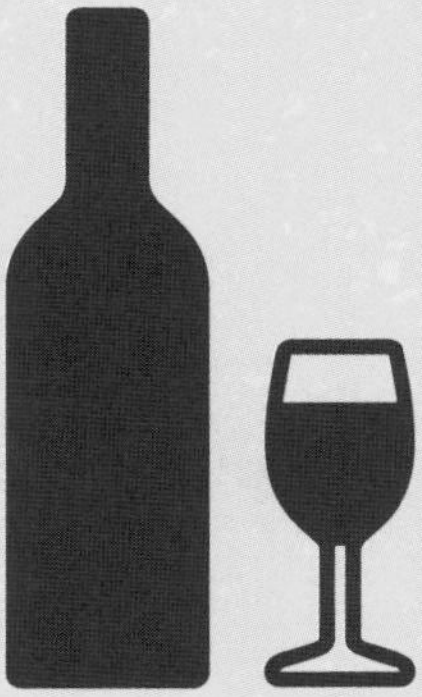

健康効果 低

若い白ワイン

若い赤ワイン

熟成された白ワイン

熟成された赤ワイン

健康効果 高

蒸留酒を選ぶコツ

蒸留酒はダイエットに最適！

蒸留酒は醸造酒を蒸留させてアルコール度数をさらに高めたお酒で、焼酎やウイスキーのほかにブランデー、ウォッカ、ジン、ラムといったお酒も仲間です。**とうもろこしやじゃがいも、りんご、サトウキビといった原材料を使用しているにもかかわらず、中性脂肪の原因である糖質や痛風を引き起こすプリン体がいっさい含まれていません。**

糖質やプリン体がゼロなのは、蒸留する過程で糖質などの不純物が取り除かれるからです。脂肪肝の原因である糖質の摂取を抑えられてなおかつアルコールを楽しむことができる、まさに夢のようなお酒と言えます。

とはいえ蒸留酒にもいろいろと種類があるため「こだわりがないので、何を飲めばいいのかわからない……」という人もいると思います。そういう人にぜひ**オススメしたいのが、ウイスキーを炭酸水で割った「ハイボール」です。炭酸水は糖質がいっさいない上**に、炭酸による満腹感も得られます。これにより糖質の過剰摂取の原因となる、おつまみや料理の食べ過ぎを防ぐことができるのです。日ごろから飲むお酒をハイボールに変えることで糖質の管理がグッとしやすくなるので「ダイエット中だけど、お酒がどうしても飲みたい！」という人にもオススメできます。

その他の蒸留酒の原材料と成分

その他の蒸留酒の主な原材料

ウイスキー	小麦、大麦麦芽、ライ麦、とうもろこしなど
ブランデー	りんご、洋ナシ、白ぶどうなど
ウォッカ	ライ麦、大麦、とうもろこし、じゃがいもなど
ジン	ライ麦、大麦、じゃがいも
ラム	サトウキビ

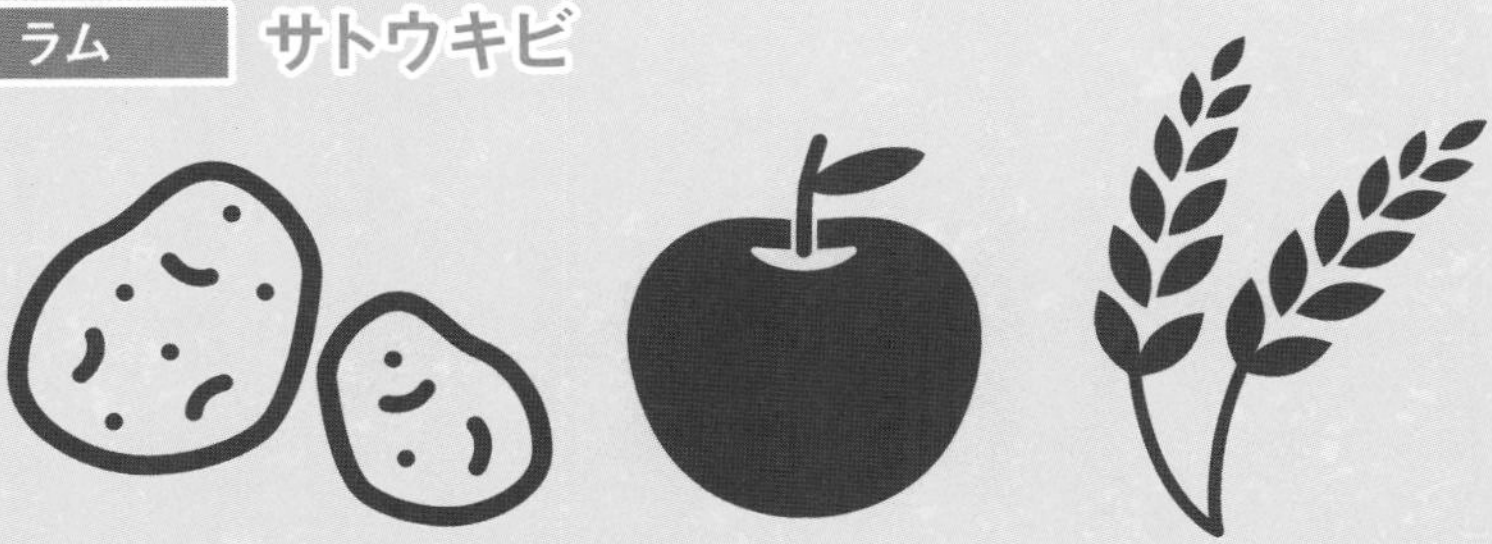

蒸留酒の特徴

中性脂肪の原因である糖質や、痛風を引き起こすプリン体がいっさい入っていないのでダイエットに最適。ただしアルコール度数が非常に強い。

■その他の蒸留酒の成分表

成分（単位：kcal・g/100 g）	ウイスキー	ブランデー	ウォッカ	ジン	ラム
エネルギー（kcal）	237	237	240	284	240
たんぱく質	0	0	0	0	0
アミノ酸組成によるたんぱく質	-	-	-	-	-
脂　質	0	0	0	Tr	Tr
炭水化物（糖質＋食物繊維）	0	0	Tr	0.1	0.1
アルコール	33.4	33.4	33.8	40	33.8

※「Tr」は含まれているが、最小記載量に達していないことを示す
※「ー」は未測定を示す

出典：日本食品標準成分表2015年版（七訂）

ヤバい缶チューハイの見分け方

低糖質に惑わされてはいけない！

　缶チューハイは「スピリッツ」、「リキュール」、「焼酎（甲類）」をベースにしたお酒です。**いずれも蒸留酒なので糖質は少ないものの細かな原材料が不明の雑穀を使用しているため、決して体に良いとは言えません。**しかもこれらの蒸留酒は、薬品アルコールと同じ製法である、連続式蒸留法という方法で作られています。焼酎(乙類）の繊細な単式蒸留法と比べて、安価かつ大量に生産できる製法です。**アルコールの純度が高く無味無臭になるという特徴があり、そのクセの少なさからついつい飲み過ぎてしまうこともあります。**また、缶チューハイには保存料、着色料、防腐剤、香料、人工甘味料など食品添加物が多く含まれており、様々な器官にダメージを与えることもありえます。このように実は缶チューハイはかなりヤバい存在なのです。

　缶チューハイを購入する際は、ウイスキーなど原材料がハッキリしているものや、果汁がなく、糖質が少ないもの、成分表示がシンプルで、添加物が少ないものを選びましょう。食品添加物などが気になる人は、糖質ゼロで添加物を抑えたハイボール（ウイスキー＋炭酸水）を自分で作るのがベストです。**また焼酎の中でも乙類には血液をサラサラにする効果や血管に付着した脂を取り除く働きを高める効果があるので、飲むならこちらのほうを選ぶようにしましょう。**

缶チューハイがヤバい理由

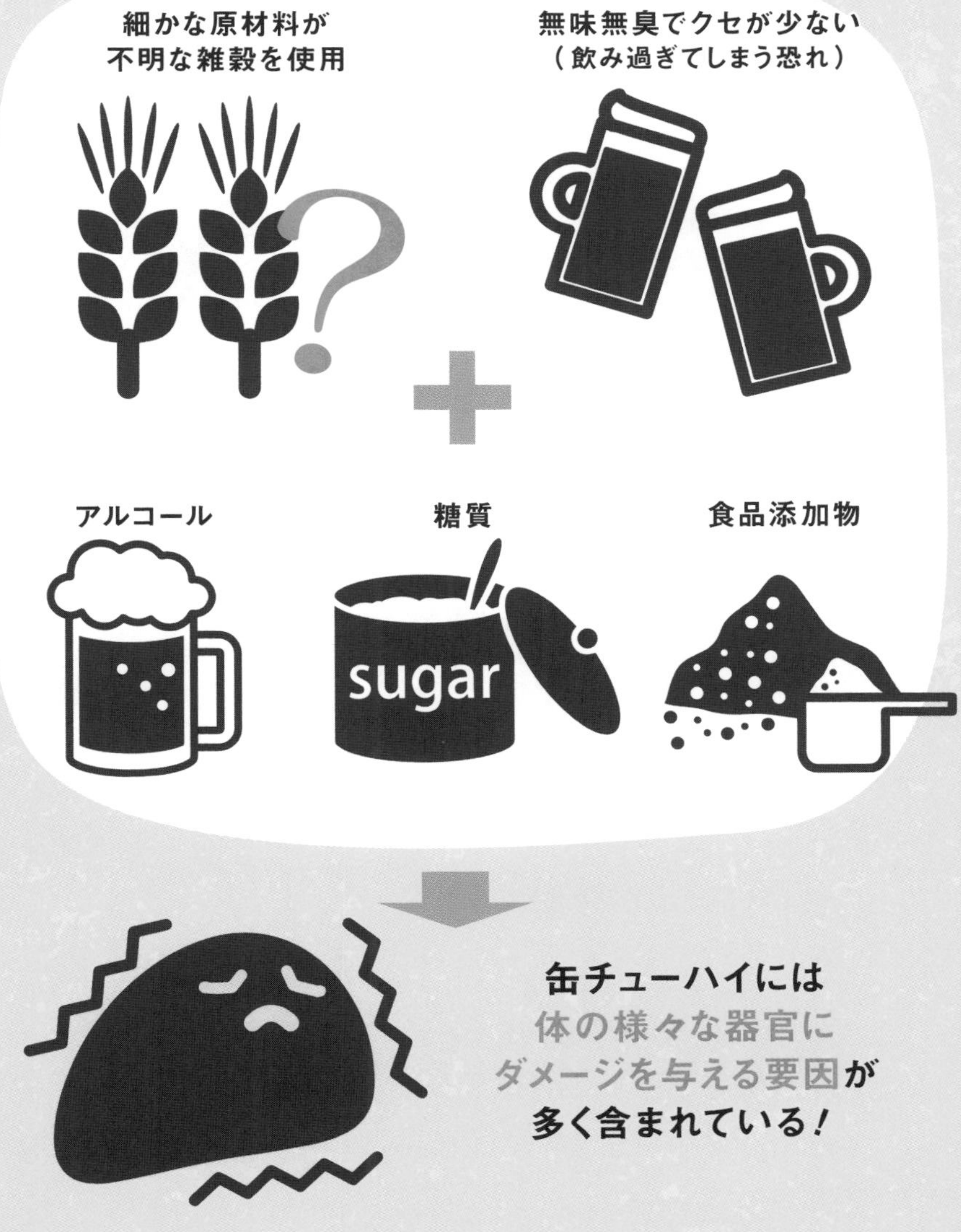
細かな原材料が
不明な雑穀を使用
無味無臭でクセが少ない
（飲み過ぎてしまう恐れ）
アルコール
糖質
sugar
食品添加物
缶チューハイには
体の様々な器官に
ダメージを与える要因が
多く含まれている！

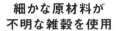

缶チューハイのベースとなるお酒の種類

ベースとなるお酒① スピリッツ

ウォッカやテキーラといった蒸留酒全般を指す言葉で、ウォッカ、テキーラ、ジン、ラムは「世界の四大スピリッツ」と言われている。スピリッツ系の缶チューハイの多くがウォッカを原材料としている。

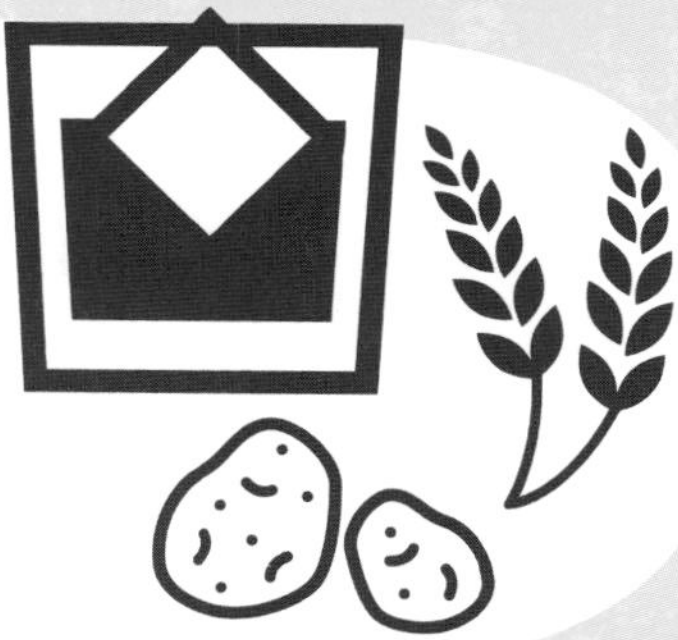

ベースとなるお酒② リキュール

果実、種子、薬草（香草)、ミルクなどで風味を加えた蒸留酒を指す言葉。缶チューハイでは果実などで風味付けしたものが多く、果汁が3倍以上含まれている。

ベースとなるお酒③ 焼酎

ひとつの蒸留機の中で何度も蒸留を繰り返す「連続式蒸留法」を使って大量に生産する「甲類焼酎」と、蒸留機の中で一度だけ蒸留する「単式蒸留法」を使って製造する乙類焼酎がある。

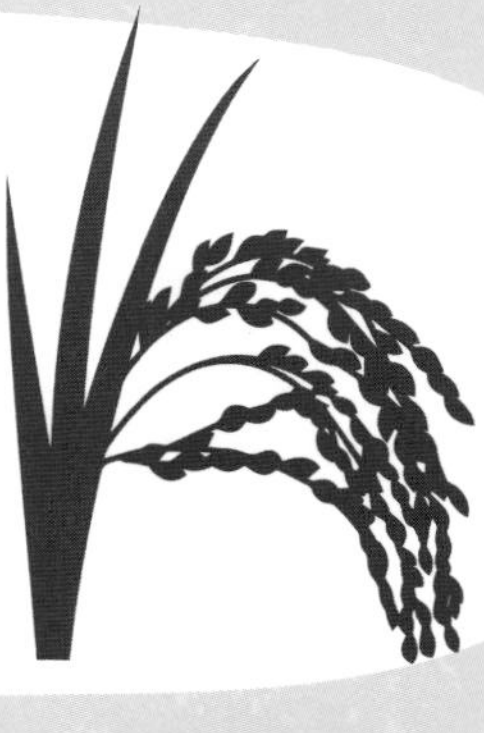

ヤバい缶チューハイを見分ける方法

缶チューハイを購入するときは……

① ウイスキーなど原材料がハッキリしているもの

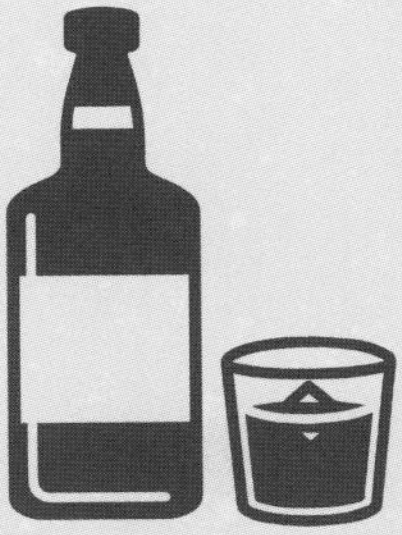

② 果汁がなく、糖質が少ないもの

③ 成分表示がシンプルで、添加物が少ないもの

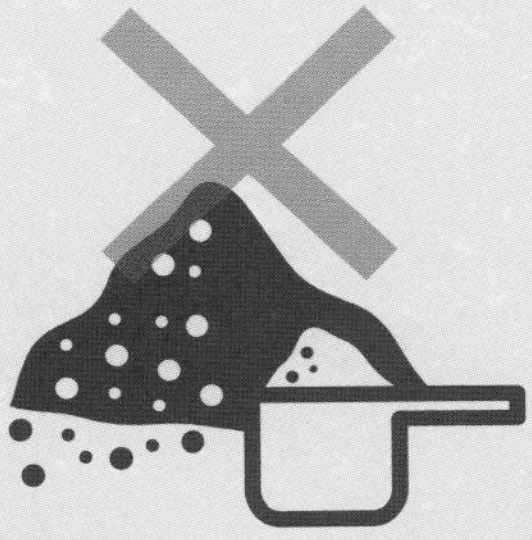

この3つを意識して選ぼう！

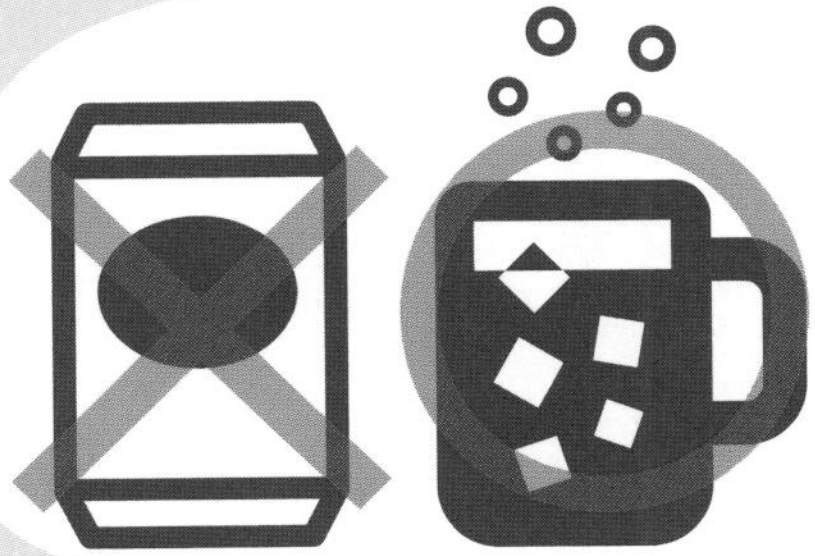

健康に気を使うなら……

食品添加物および人工甘味料を気にする人は、ハイボール（ウイスキー＋炭酸水）を自分で作って飲むのがオススメ。

下記のページではチューハイのさらなる秘密を解説！

- 〝「糖質ゼロ」と「糖類ゼロ」の違い〟については60ページ
- 〝人気のストロング系チューハイ（9％）はヤバい飲み物〟については62ページ
- 〝居酒屋の生○○サワーの落とし穴〟については64ページ
- 〝チューハイを選ぶアルコール度数の基準〟については66ページ

〝糖質ゼロ〟と〝糖類ゼロ〟の違い

優先すべきは糖質ゼロ！

糖質は人間が生きていくために欠かせないエネルギー源ですが、摂取し過ぎると肝機能障害の原因となり、脂肪肝に繋がることもあります。

最近では、糖質への意識が高まったことで、いろいろな場面で「糖質ゼロ」「糖類ゼロ」という言葉を目にするようになりました。いずれも健康に気を使う人にとっては魅力的なものですが糖質ゼロと糖類ゼロ、どちらのほうがより効果的かご存じでしょうか？

糖は、果糖やブドウ糖が含まれる「単糖類」、ショ糖や麦芽糖が含まれる「二糖類」、でんぷんなどが含まれる「多糖類」に分かれます。**糖類はその中の単糖類と二糖類を含んだ言葉で、糖質は単糖類、二糖類、多糖類の総称です。**糖類よりも糖質のほうが太る原因である糖を多く含んだ分類になります。

そして、**よく目にする糖類ゼロは１００ミリリットル中、単糖類、二糖類の含有量が０．５グラム以下で、糖質ゼロは１００ミリリットル中、糖類、二糖類、多糖類の含有量が０．５グラム以下を指します。**

つまり糖類ゼロよりも糖質ゼロのほうが様々な糖の摂取を抑えられるのです。このようなゼロ商品はお酒でも多く見られるので、健康に気を使っている人は、まずは糖質ゼロと書かれたラベルを探してみましょう。

糖質と糖類の分類について

糖類　糖類には単糖類、二糖類が含まれる

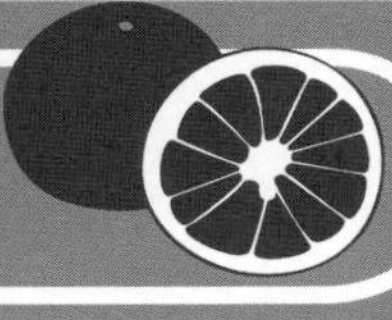

単糖類（果糖やブドウ糖など）
多く含む主な食べ物：フルーツ、はちみつ

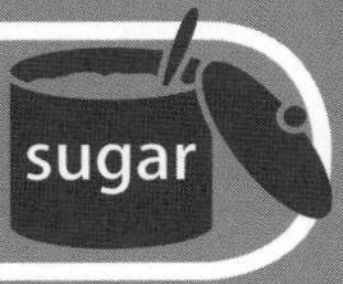

二糖類（ショ糖や麦芽糖など）
多く含む主な食べ物：牛乳、砂糖、麦芽、水あめ

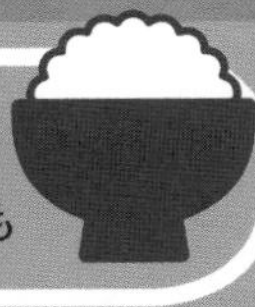

多糖類（でんぷんなど）
多く含む主な食べ物：米、パン、ラーメン、さつまいも

糖質　糖質には単糖類、二糖類、多糖類が含まれる

糖類ゼロ	100ml中、単糖類、二糖類の含有量が0.5g以下
糖質ゼロ	100ml中、糖類、二糖類、多糖類の含有量が0.5g以下

糖類よりも糖質のほうが
太る原因になる成分全体を指す言葉。
健康に気を使うなら「糖類ゼロ」よりも「糖質ゼロ」！

人気のストロング系チューハイ（9％）はヤバい飲み物

体への負担もストロング！

ストロング系缶チューハイは、コンビニなどで販売されており、確実に酔える高いアルコール度数と、ジュースのような清涼感と甘さでグイグイ飲めるのが売りのお酒です。一般的にはアルコール度数が7％を超えるとストロング系と呼ばれています。そんな身近な存在であるストロング系のお酒は実はヤバい飲み物なのです。

ヤバい理由はふたつ、**ひとつ目はアルコール度数の高さです。アルコール度数9％の缶チューハイ（500ミリリットル）の純アルコール量は36グラムあり、これはアルコール度数43％のウイスキーロック（30ミリリットル）3・5杯分に相当します。**さらにアルコール度数12％の場合は純アルコール量は48グラムになり、ウイスキーロック4杯分に相当し、1缶だけでも肝臓への負担はかなりのものになります。

ふたつ目は缶チューハイに含まれる単糖類の存在です。フルーツの味を売りにした缶チューハイには単糖類である果汁と甘味料・コーンシロップが添加されています。**単糖類は体内での分解・吸収の速度が速く、血糖値が急上昇しやすいため、脂肪が溜まる原因になります。**

気軽に酔えて飲みやすいストロング系缶チューハイには肝臓に大きなダメージを与える強烈なアルコール度数と、脂肪肝に繋がる多くの単糖類が含まれているのです。

ストロング系缶チューハイがヤバい理由

ココがヤバい① アルコール度数の高さ！

9％のストロング系缶チューハイを500ml飲むと純アルコール量は36g、12％のストロング系缶チューハイを500ml飲むと純アルコール量は48gになる。これらはアルコール度数が43％のウイスキーのロック（30ml）3.5杯分から4杯分に相当する。

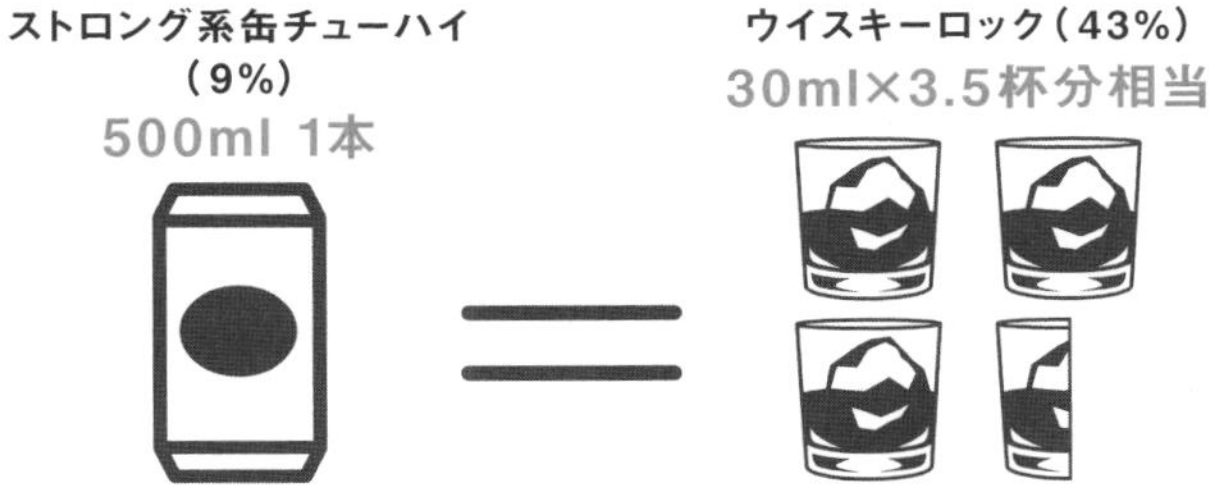

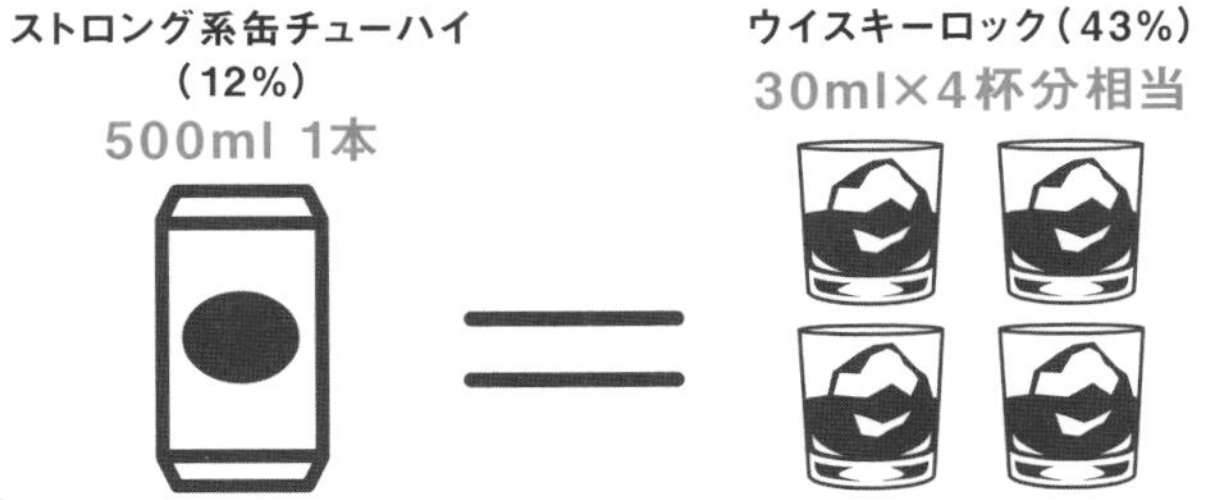

ココがヤバい② 果糖は太る原因に！

レモン果汁など、さまざまなフルーツの果汁（果糖）＋甘味料であるコーンシロップが添加されている。単糖類は体内での分解・吸収の速度が速く、血糖値の急上昇に繋がり、脂肪が溜まりやすくなる。つまり多分に含まれる糖質は肝臓に大きな負担を与えることになるのだ。

居酒屋の生○○サワーの落とし穴

生○○サワーはまったくヘルシーじゃない

居酒屋の定番と言えるお酒のひとつに「生○○サワー」というものがあります。頻繁に目にするのは、「生レモンサワー」や「生グレープフルーツサワー」で、甲類焼酎に炭酸水、シロップ、その場で絞ったフルーツの果汁を混ぜて飲むお酒です。**一見すると添加物が入っていない生のフルーツを使ったサワーは、ほかのお酒よりも健康的でヘルシーと思われるかもしれませんが、それは大きな間違いです。**

甲類焼酎を割るのに使われる炭酸には、血管を広げて血の流れをよくするという働きがあり、アルコールが早く脳に行き届くようにします。**少量で酔える反面、飲み過ぎるとロック、水割り、お湯割りよりも体への負担が大きくなります。**

サワーに含まれている糖質の存在にも注意が必要です。サワーを飲みやすくしている果汁やシロップは果糖であり、肥満の原因に繋がります。実は**一般的なレモンサワー1杯の糖質は約20グラムあり、3杯飲むとなんとご飯1杯相当の糖質を摂取したことになります。**ついつい飲み過ぎてしまうとかなりの量のご飯を食べるのと同じなのです。

このように飲みやすい生○○サワーには炭酸と果糖という落とし穴があり、ほかのお酒より太りやすいので気をつけましょう。

生○○サワーが持つ危険性

炭酸の危険性

炭酸には血管を広げて血の流れをよくするという働きがあり、アルコールが早く脳に行き届くようにするという特徴がある。少ない量ですぐに酔えるというのが魅力だが、多量に摂取した場合はロック、水割り、お湯割りよりも体にかかる負担が大きくなる。

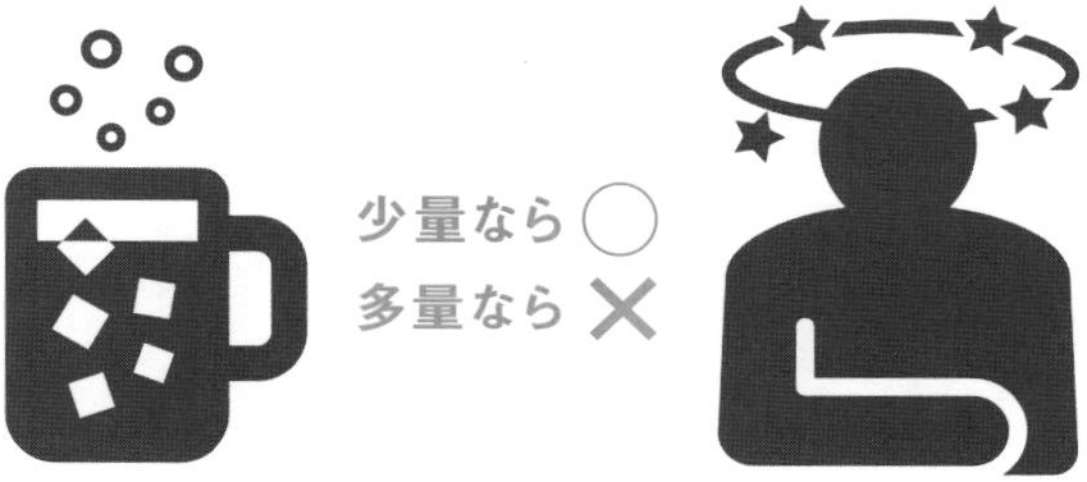

果汁とシロップの危険性

一般的な果汁とシロップの入ったレモンサワー1杯の糖質は約20g。それを3杯飲むと、ご飯1杯相当の糖質を摂取するのと同じだ。

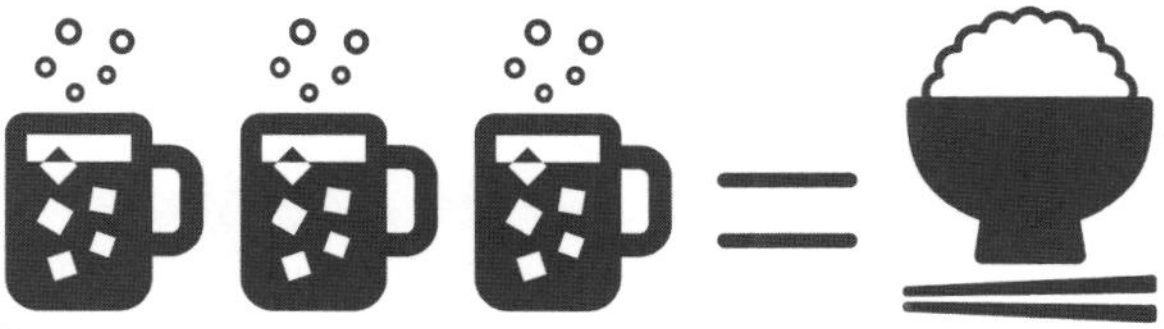

アルコールが脳に到達するのを早める「炭酸」と、
果汁&シロップの「果糖」が入った「生○○サワー」は
多量摂取することで肝臓や脳に大きな負担をかけるので注意！

第1章

健康と肝臓にいいお酒の選び方

チューハイを選ぶ アルコール度数の基準

適度な度数でお酒を楽しもう

チューハイは蒸留酒を炭酸水で割って果汁を加えたり、ソフトドリンクで割ったりしたお酒で、様々な種類があり、好きな香りと味を選べるという特徴があります。またそんなチューハイを手軽に飲めるようにした缶チューハイも非常に人気で、以前よりも飲む機会が増えています。特に缶チューハイは1〜12%と、アルコール度数の幅が広く、自分に合ったものを見つけるのが大変です。そんな人のためにここではアルコール度数ごとの特徴を解説していきましょう。

アルコール度数が1%以上4%未満は、お酒が苦手な人や、酔いを抑えて飲みたいという人にオススメです。**度数が低いため、普通のジュースのような軽い感覚で飲めますが、糖質を多く含んでいる可能性もあるので注意しましょう。**

アルコール度数が4%以上7%未満は一般的な缶チューハイの度数で、**ビールと同じ感覚で飲みたい人や、料理と一緒にお酒を味わいたい人にオススメです。**

アルコール度数が7%以上12%未満は通称・ストロング系、12%は通称・超ストロング系と呼ばれています。お酒をガッツリ楽しみたい人や、**少しの量で確実に酔いたい人向けのお酒ですが、アルコール度数が高ければ高いほど肝臓に与える負担も大きくなるため、飲み過ぎにはくれぐれも気をつけましょう。**

アルコール度数ごとのチューハイ早見表

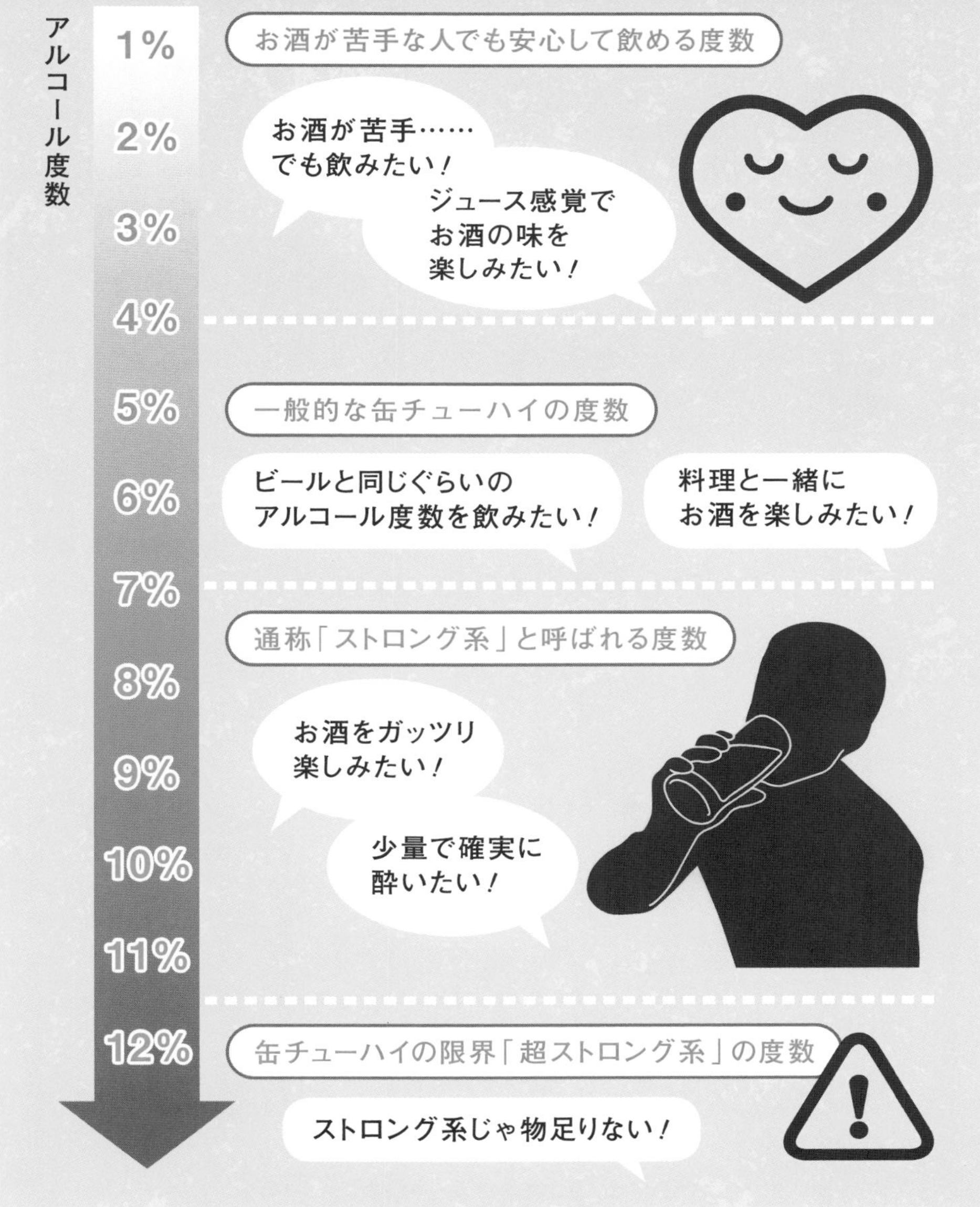
アルコール度数
1%
2%
3%
4%
5%
6%
7%
8%
9%
10%
11%
12%
お酒が苦手な人でも安心して飲める度数
お酒が苦手……でも飲みたい！
ジュース感覚でお酒の味を楽しみたい！
一般的な缶チューハイの度数
ビールと同じぐらいのアルコール度数を飲みたい！
料理と一緒にお酒を楽しみたい！
通称「ストロング系」と呼ばれる度数
お酒をガッツリ楽しみたい！
少量で確実に酔いたい！
缶チューハイの限界「超ストロング系」の度数
ストロング系じゃ物足りない！

肝臓コラム 2

チューハイとサワーの違いとは？

居酒屋や缶入りアルコール飲料の定番「チューハイ」と「サワー」。いったいどこが違うのでしょうか？

まず、「チューハイ」ですが、焼酎の「酎（チュー）」と、ハイボールの「ハイ」を合わせた造語です。元々は、焼酎を炭酸で割ったものでしたが、現在では焼酎やウォッカなどのスピリッツを炭酸水で割って、果汁を加えたものを指しています。

一方の「サワー」は、英語で「酸味のある、酸っぱい」といった意味の［sour］が語源です。スピリッツをベースに、柑橘類などの酸味のある果汁と砂糖などの甘み成分を加えて作るカクテルですが、日本ではこれに炭酸を加えた飲み物を「サワー」と呼ぶようになりました。

このように、「チューハイ」と「サワー」は、本来まったく別の飲み物ですが、現在はどちらも「スピリッツを炭酸で割って果汁などを加えた飲み物」の名前として使われ、明確な違いはなくなっています。

チューハイ

○語源は「焼酎ハイボール」
○本来は焼酎を炭酸で割ったもの（焼酎のハイボール）
○現在は焼酎やスピリッツを炭酸で割って果汁を加えたもの

サワー

○語源は英語の「sour」
○本来はスピリッツに柑橘類の果汁と甘み成分を加えたカクテルの1種
○現在はスピリッツを果汁などで割って炭酸水を加えたもの

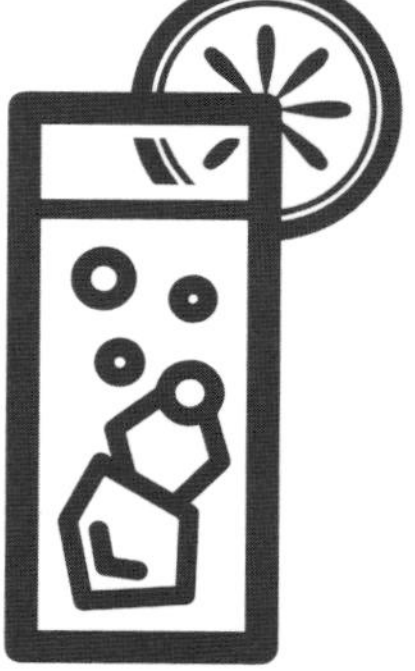

第2章

最強の飲み方

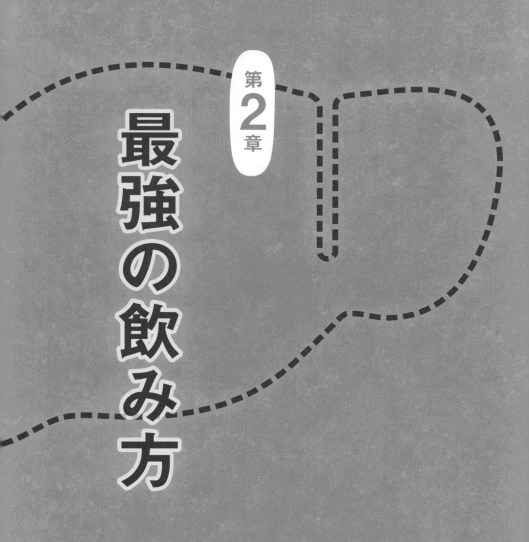

飲み始めるのは19時がベスト

肝臓は様々な仕事を担っており、人が寝ている間も働き続けています。少しでもその仕事を減らし、肝臓への負担を軽減するためにも、お酒を飲む時間には気を配りたいところです。

肝臓に優しいベストな「飲む時間」

コラム（32ページを参照）でも解説した通り、肝臓が分解できるアルコールは、体重1キロあたり1時間で０・１グラムと言われています。たとえば体重60キロの人が19時に５００ミリリットルのビールを飲み始め、19時半に飲み終わったとします。アルコールの処理にかかる時間は約3時間20分なので、23時ごろにはアルコールがすべて処理されています。これなら酔いが覚めた状態でベッドに入れるでしょう。

それでは飲む時間がもっと遅くなると、どうなるでしょうか。同じく５００ミリリットルのビールを23時から飲み始め、**23時半に飲み終わったとします。その場合、アルコールを処理し切るのは27時ごろです。お酒が抜けていない状態で休んでも、十分な休息は得られないでしょう。**

お酒は19時ごろから飲み始め、遅くても21時ごろには飲み終わるのがベストです。また、早い時間から飲み始めたからといって、大量に飲むのは絶対にやめましょう。それだとアルコールの処理にかかる時間が増えて、結局肝臓に負担がかかってしまいます。19〜21時を目安に、1杯ひっかけるくらいがオススメです。

早めに飲んで肝臓への負担を減らす

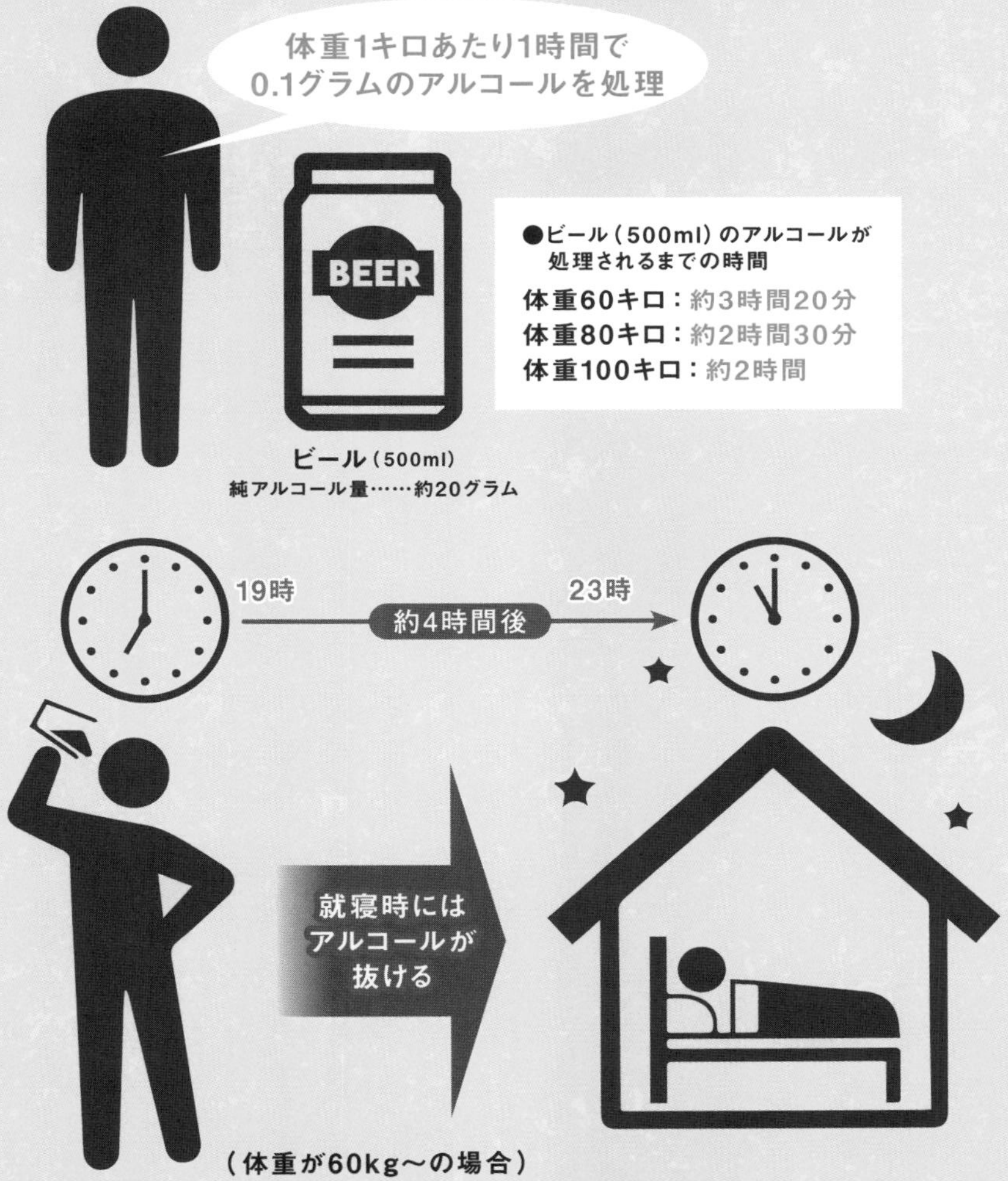

早い時間に飲み始めれば肝臓への負担を減らせる。だからといって大量に飲むのはNG。ビールなら中ジョッキ2杯、日本酒なら2合など、体に良いとされるアルコール量を守ろう。

飲む前に肝臓を守るのが超重要

「食べてから飲む」がポイント

胃や腸に何も入っていない状態でお酒を飲むと、アルコールの吸収率が跳ね上がり、血中アルコール濃度が急上昇。アルコールの分解を担う肝臓にも負担がかかります。これを避けるためにも、お酒を飲む前に何かしら軽く食べておくといいでしょう。オススメは消化が遅く、いつまでも胃や腸にとどまるもの。**意識したい栄養素はたんぱく質、食物繊維、油脂類（脂質）です。**

たんぱく質の中でも、乳製品はアルコールの分解を助ける善玉物質が含まれており、とてもオススメです。飲み会などに参加するときは、事前にヨーグルト飲料や牛乳を飲んだり、チーズを食べて肝臓のパフォーマンスを上げておきましょう。また、**コンビニでもよく見かける鶏の唐揚げや焼き鳥も、たんぱく質と油脂なので、これらの品を軽くつまんでから飲み会に参加するというのもありです。**

ちなみに、**胃や腸に食物を入れておき、アルコールの吸収を遅らせるというテクニックは、食後血糖値の急上昇を防ぐ方法でもあります。**空きっ腹にご飯が入ると腸絨毛《ちょうじゅうもう》が糖質を急速吸収します。このとき吸収された糖質はブドウ糖に分解され、血管を通って肝臓に運ばれます。そこで先に野菜などの食物繊維を摂っておき、糖の吸収効率を下げることで、血糖値の上昇を防ぐというわけです。

肝臓のパフォーマンスを上げる食品

食物繊維

食物繊維が豊富な食材としては、野菜や海藻、きのこ類などが挙げられる。お通しでこれらの品が出てきたら先に食べておこう。

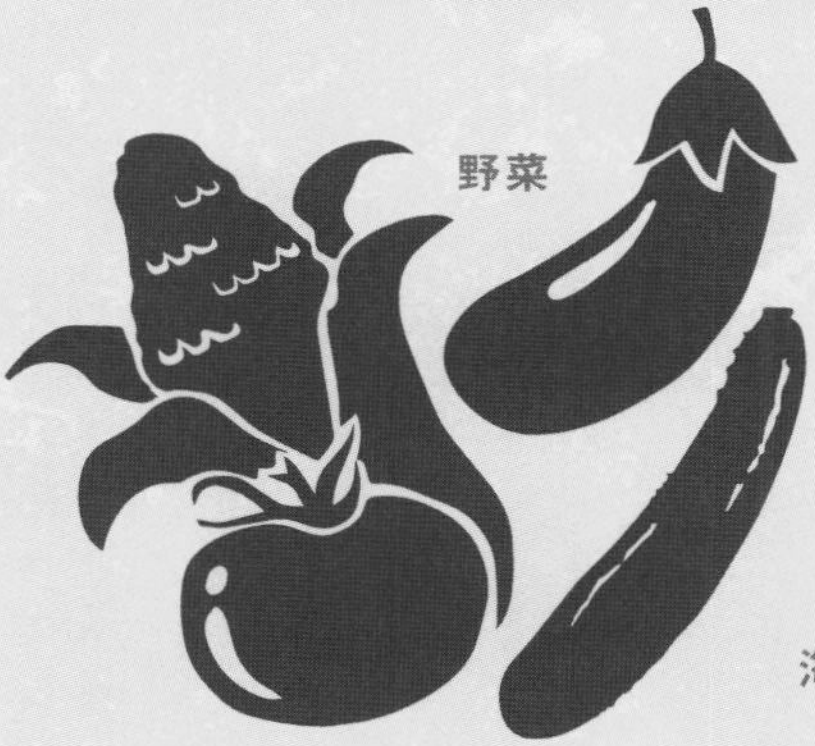

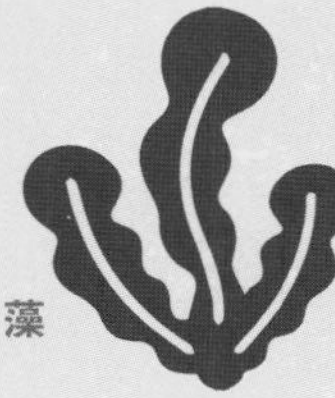

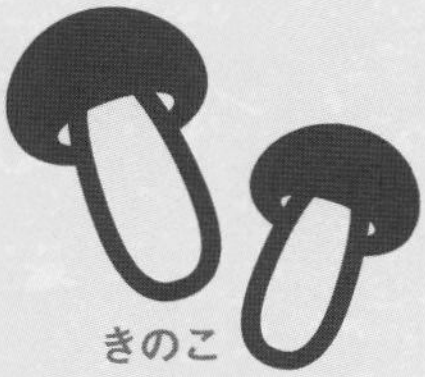

たんぱく質

肉や魚などのたんぱく質も胃や腸にとどまりやすい。特にアルコールの分解を助けるビタミンB群が豊富な食材がオススメ。

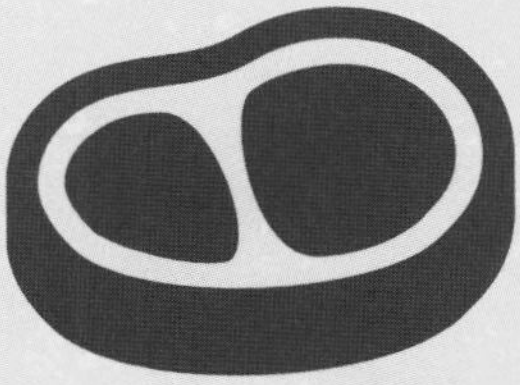

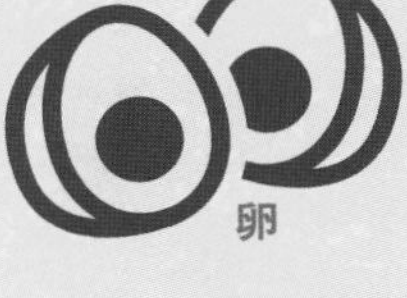

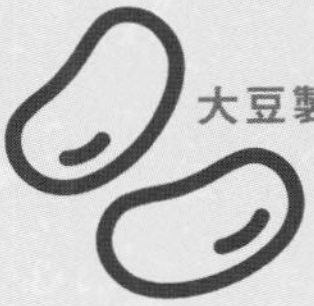

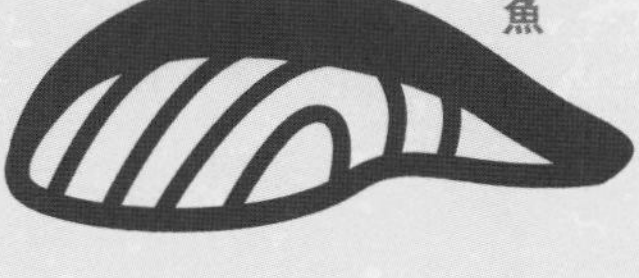

油脂類（脂質）

油脂類も食物の消化・吸収を遅くする効果がある。たとえばバターを50グラム食べると、12時間も胃に滞留するという。アルコールで痛みやすい胃壁を胃酸から守る働きが期待できる。オススメは揚げ物や炒め物、カルパッチョ、アヒージョなど。中でも豚肉を使っているとんかつは優秀なおつまみと言える。

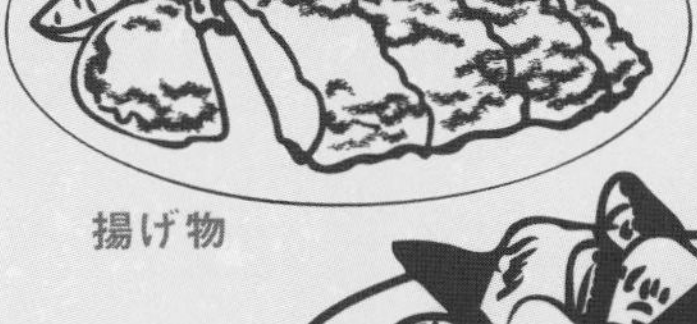

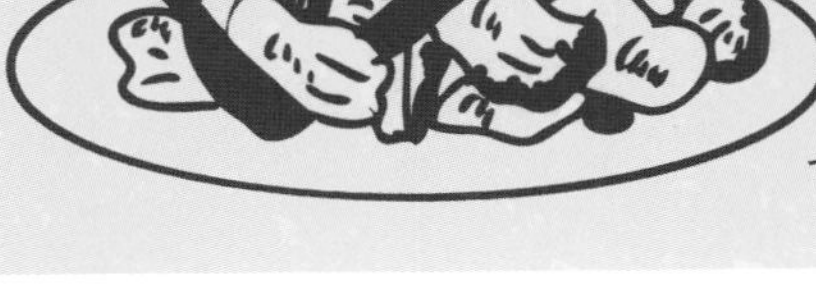

肝臓に効く最強のおつまみ
――とりあえずの一品――

食物繊維が豊富な食べ物は強い味方!

アルコールは体内で分解・解毒され、二酸化炭素や水などに形を変えて排出されます。この分解・解毒作業の大半を担っているのが肝臓です。**一度に大量のアルコールを吸収すると、肝臓に大きな負担がかかってしまうため、できるだけ吸収量を減らしたいところです。**

居酒屋でお酒を飲むときは、〝とりあえず〟で料理も合わせて注文することが多いでしょう。そんなときには食物繊維が豊富な品を選択するのがオススメです。**食物繊維は消化されにくく、長い時間、胃や腸にとどまるため、アルコールの吸収効率を下げる働きがあります。**

食物繊維が多い食材といえば、キャベツ、セロリ、ゴボウ、レタス、トマト、アスパラガス、タマネギ、白菜など。特にアルコールの血中濃度を3分の2～半分ほどまで減らすと言われるトマトや、アルコールの分解酵素を活性化するビタミンUが含まれているキャベツがオススメです。ほかにも、きのこ類や豆類、海藻類、こんにゃくなどは食物繊維が豊富。メインの品を頼む前に、これらの食材を使った料理を食べておくのが理想的です。**また、お酒を飲む前にヨーグルトやチーズなどの乳製品を食べておくのも有効でしょう。乳製品にはアルコールの分解を助ける善玉物質が含まれているので、肝臓の仕事を減らし、負担を軽減できるのです。**

とりあえずの一品で食物繊維を摂る

枝豆

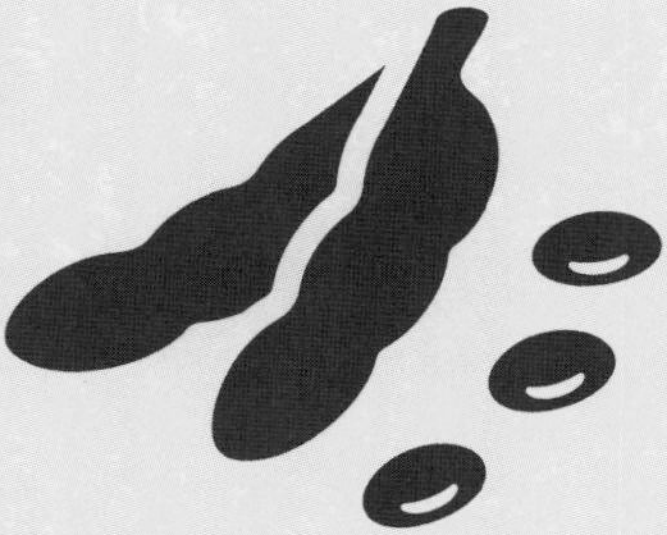

定番のおつまみである枝豆は、たんぱく質や食物繊維が豊富なオススメ食材。ただし野菜の中ではカロリーが高めなので食べ過ぎには注意。

サラダ

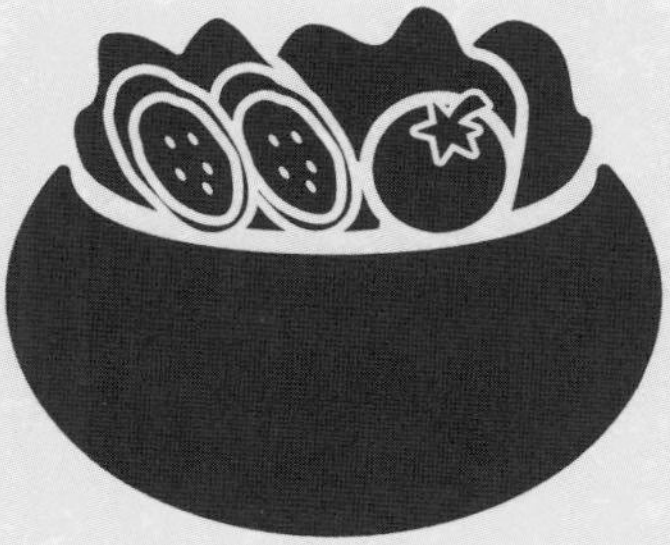

居酒屋のサラダには糖質の多いドレッシングが使われていることもある。糖質が気になる人は調味料を自分で加減できる野菜スティックがオススメ。

その他

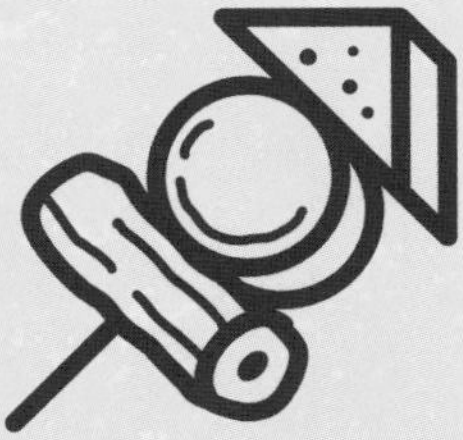

海藻類やこんにゃくにも食物繊維が豊富に含まれている。海藻サラダや味噌田楽などは、とりあえずの品にぴったり。

豆腐

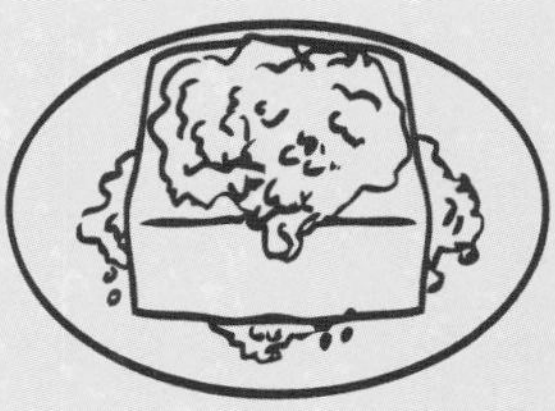

たんぱく質が多く含まれていて、胃にも優しい。メインの品を頼む前に、まずはこれで胃の調子を整えておきたい。

きのこ

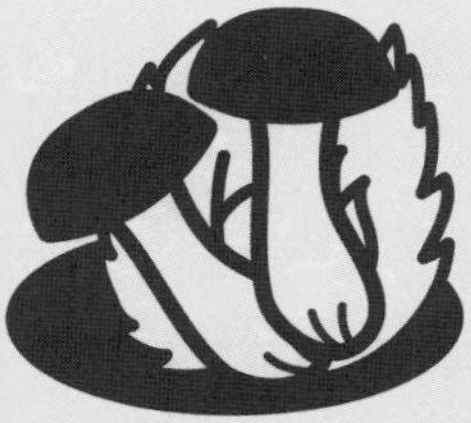

食物繊維やビタミンB群が豊富で、コレステロール値を整えたり、血糖値を下げて免疫力を高める効果がある。

第2章

最強の飲み方

肝臓に効く最強のおつまみ ——メインの一品——

理想のおつまみは高たんぱく、低糖質

乾杯も終わって落ち着いてきたら、メインの品を注文すると思います。このとき肝に銘じておきたいのが、**「高たんぱく、低糖質」**です。たんぱく質というのは、丈夫な筋肉を作るだけでなく、肝機能の向上にも貢献します。

たんぱく質は肉や魚、卵、大豆などに含まれます。その中でもアルコールの分解を助けるビタミンB群を含んだ食材がオススメです。**具体的には豚肉、うなぎ、カレイ、サケ、ブリなどです。野菜ならにんにくの芽はビタミンB群がたくさん含まれています。**

そのほかには、ビーフジャーキーやスルメなど、噛みごたえのある食材も優良です。**噛むという行為は血流をよくするほか、しっかり噛むことで唾液の分泌量が増え、口の中の細菌を減らすことにも繋がります。**冬場なら鍋物も選択肢のひとつでしょう。たっぷりの野菜（食物繊維）に加え、肉や魚などでたんぱく質を摂ることができます。**貝類に含まれるタウリンや亜鉛には、肝臓の働きを良くする効果があるので、牡蠣《かき》やはまぐりもオススメです。**

たんぱく質が良いからといって、最初から焼き鳥や唐揚げをバクバク食べてしまうと、胃に負担がかかってしまいます。まずは枝豆や冷奴など、軽いものから食べていき、そのあとでメインの品に手を付けましょう。

メインの一品はたんぱく質が豊富なものを

魚料理

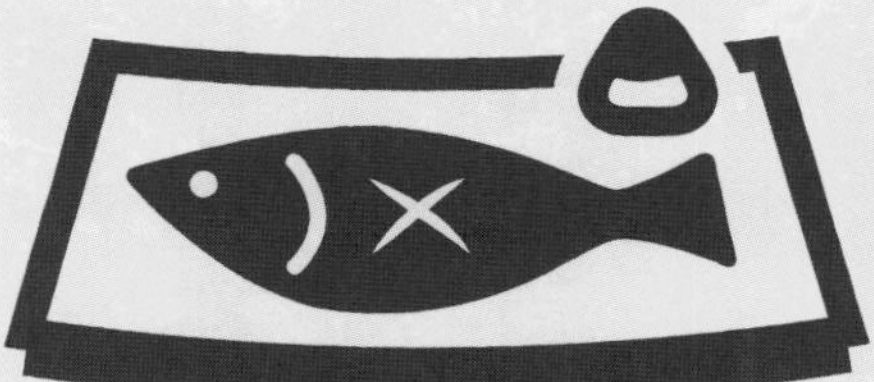

焼き魚や刺し身などが挙げられる。中性脂肪を減らす効果があるEPA（エイコサペンタエン酸）を含んだサバやサンマなどの青魚を使った料理もオススメ。

肉料理

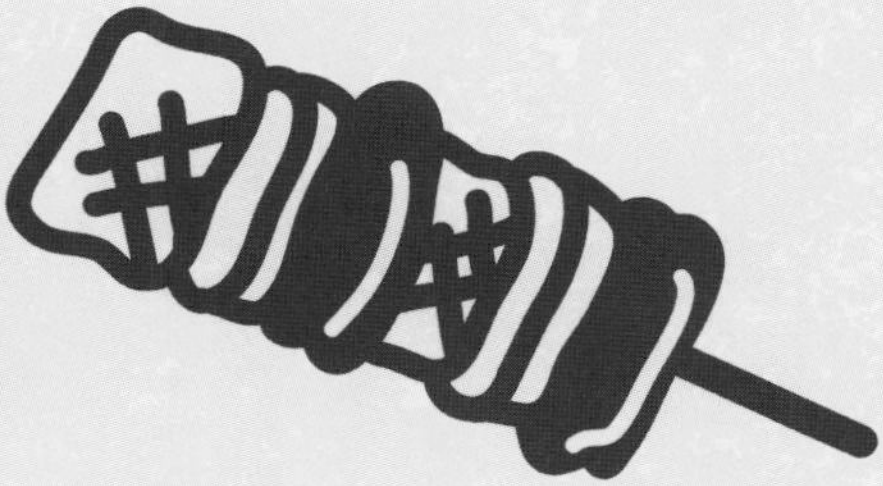

焼き鳥や唐揚げなどの肉料理はたんぱく質が豊富。特に油を使っている唐揚げは酒のつまみに最適だが、それでも食べ過ぎには注意すること。

ナッツ

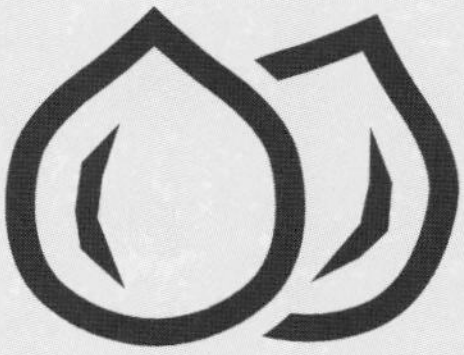

ナッツ類は食物繊維やたんぱく質、ビタミンE、鉄分、オメガ3系の体に良い脂質が含まれている、優れたおつまみだ。

鍋物

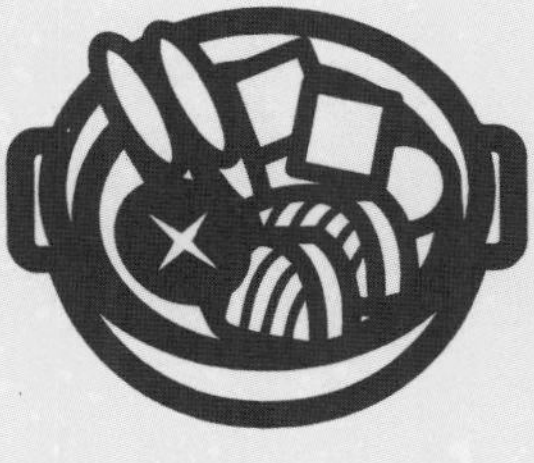

寒い時期ならメインの一品として選択肢に入る。野菜も一緒に食べられるので、食生活が偏っている人に最適だ。

卵料理

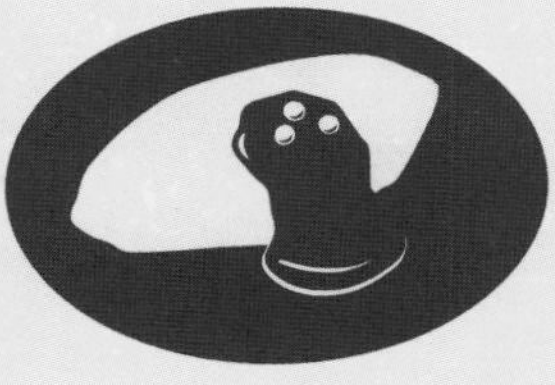

肉や魚と一緒に食べれば、動物性たんぱく質の摂取量を増やせる。すき焼きや親子丼などは理想的なメニューと言える。

第2章

最強の飲み方

締めのラーメンは百害あって一利なし！日本茶か味噌汁がベスト

締めの1杯はお茶か味噌汁で決まり

　お酒を飲んだあと、ラーメンが食べたくなるという人は多いでしょう。これは**アルコールを分解する過程で体内の水分や塩分が多く失われるからです。**しかし、ラーメンは糖質と塩分が大量に含まれている上、すすって食べるため早食いにもなりがちです。**お酒を飲んだあとにラーメンを食べると、肝臓は徹夜作業に追い込まれ、本来は休んでいるはずの睡眠時間にも過酷な仕事を押し付けることになります。**

　ラーメンはお世辞にも体に良い食べ物とは言えないので、できれば別のもので水分や塩分を補給したいところです。一番のオススメは味噌汁や緑茶です。中でもしじみやあさりの味噌汁は、酒飲みの強い味方です。**貝類に含まれるタウリンが、疲れた肝臓を優しくいたわってくれます。**また、緑茶も締めの1杯に相応《ふさわ》しいと言えるでしょう。**緑茶に含まれるカテキンはポリフェノールの一種で、食後血糖値の上昇を抑えて糖の吸収を遅らせ、中性脂肪の合成を抑える働きがあります。**さらにβカロテンやビタミンCなどの抗酸化ビタミン、糖質の代謝を良くするビタミンB群も豊富に含まれているので、有害な活性酸素を減らし、細菌の繁殖を抑える効果もあります。**チェイサー（強いお酒と一緒に飲む水）の代わりにするだけでなく、お酒を飲む前後でお茶を1杯口にしておくのも効果的です。**

なぜ味噌汁やお茶が有効なのか？

お酒を飲むと水分・塩分などが排出される

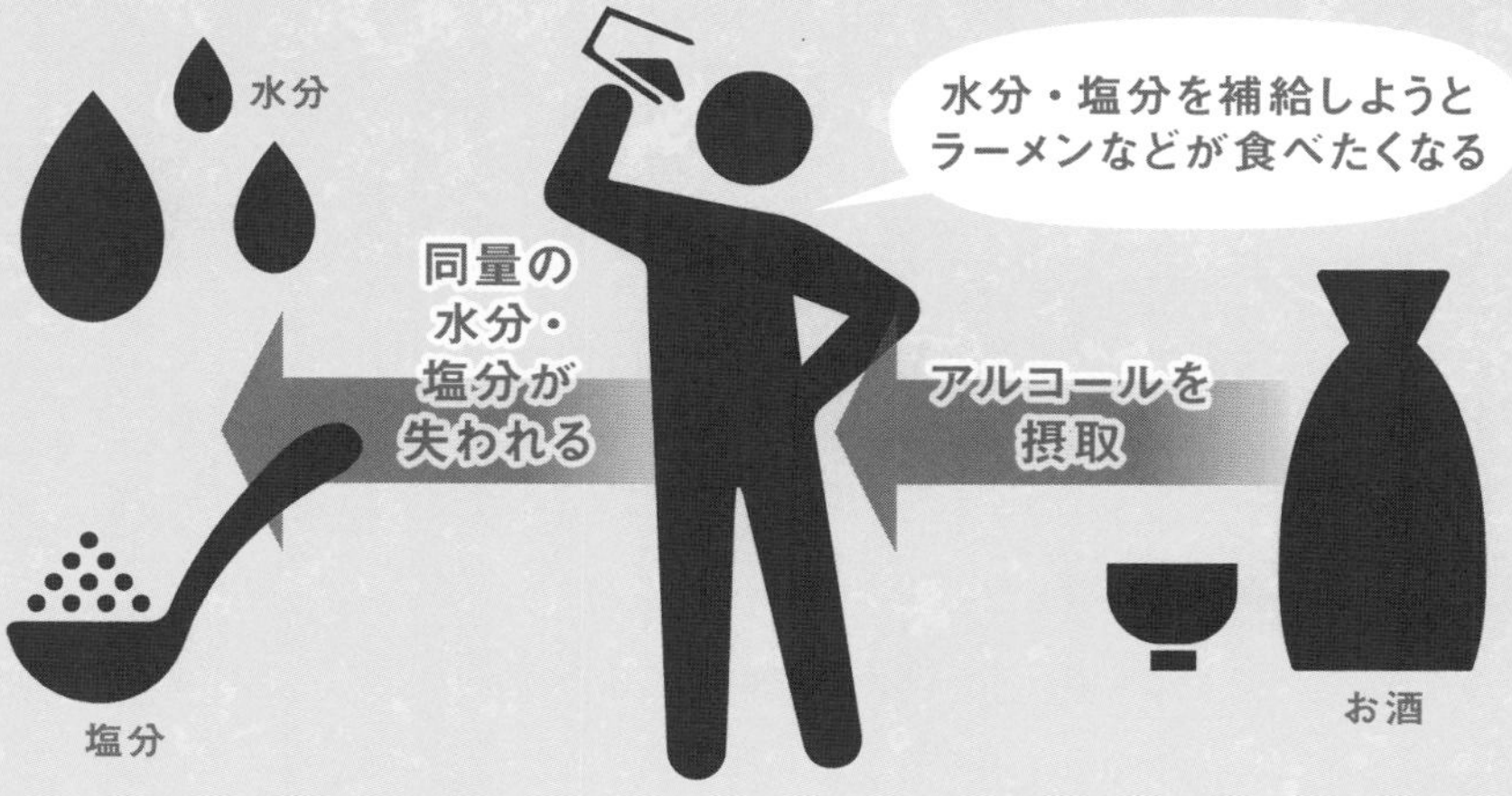
水分
水分・塩分を補給しようと
ラーメンなどが食べたくなる
同量の水分・塩分が失われる
アルコールを摂取
塩分
お酒

味噌汁やお茶はお酒のお供にもってこい

緑茶

緑茶に含まれる渋み成分カテキンには、様々な健康効果がある。お茶として飲むのではなく、茶葉を粉にしておつまみに混ぜるという摂り方もありだ。

味噌汁

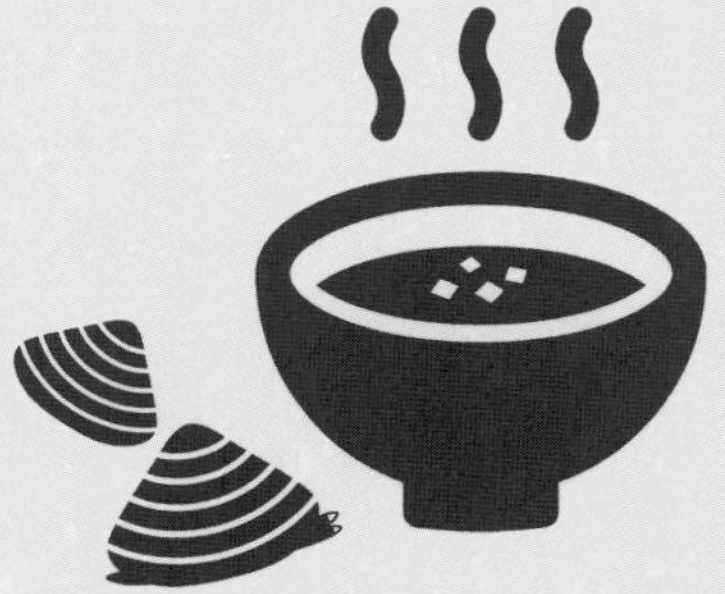

味噌には腸内環境を整えて免疫力を高めたり、胃がん予防などの効果がある。貝類以外では、長ねぎやしめじなどが二日酔いの予防・改善に効果的。

体に悪そうな揚げ物は実は優秀なおつまみだ！

揚げ物はむしろ積極的に食べたい

肉や魚のフライなど、油をたっぷり使っている揚げ物は、体に悪そうだからと敬遠する人も多いでしょう。しかし、食べ過ぎることがなければ、揚げ物はとても優良なおつまみと言えます。72ページでも説明した通り、たんぱく質と油脂類（脂質）は、お腹にとどまりやすく、アルコールの吸収を遅らせる効果があります。また、たんぱく質を摂ることは、血中のアルブミン値（28ページ参照）を上げることにも繋がるのです。

　アルブミンとは、血液に含まれるたんぱく質で、アミノ酸を運搬する役割を担っています。アミノ酸は筋肉や血管、髪、皮膚といった体の組織の材料になるため、アルブミンが不足すると必要な部位に栄養を運ぶのが難しくなり、貧血や免疫力の低下、筋肉や骨が弱体化する新型栄養失調と呼ばれる症状を引き起こしてしまいます。**このアルブミンを増やすのに最も効果的なのが、肉や卵を食べて動物性たんぱく質を摂取すること。ちなみに肉の脂では中性脂肪は増えませんし、そもそも脂質はエネルギー源であり、細胞膜などの材料になるため、適度に摂取する必要があるのです。**ただし、揚げ物の衣には糖質が含まれており、食べ過ぎると肥満の原因にもなります。ほかの料理も合わせてたんぱく質を摂るようにしましょう。

油脂類で悪酔いを防止する

滞留した油が胃を守ってくれる

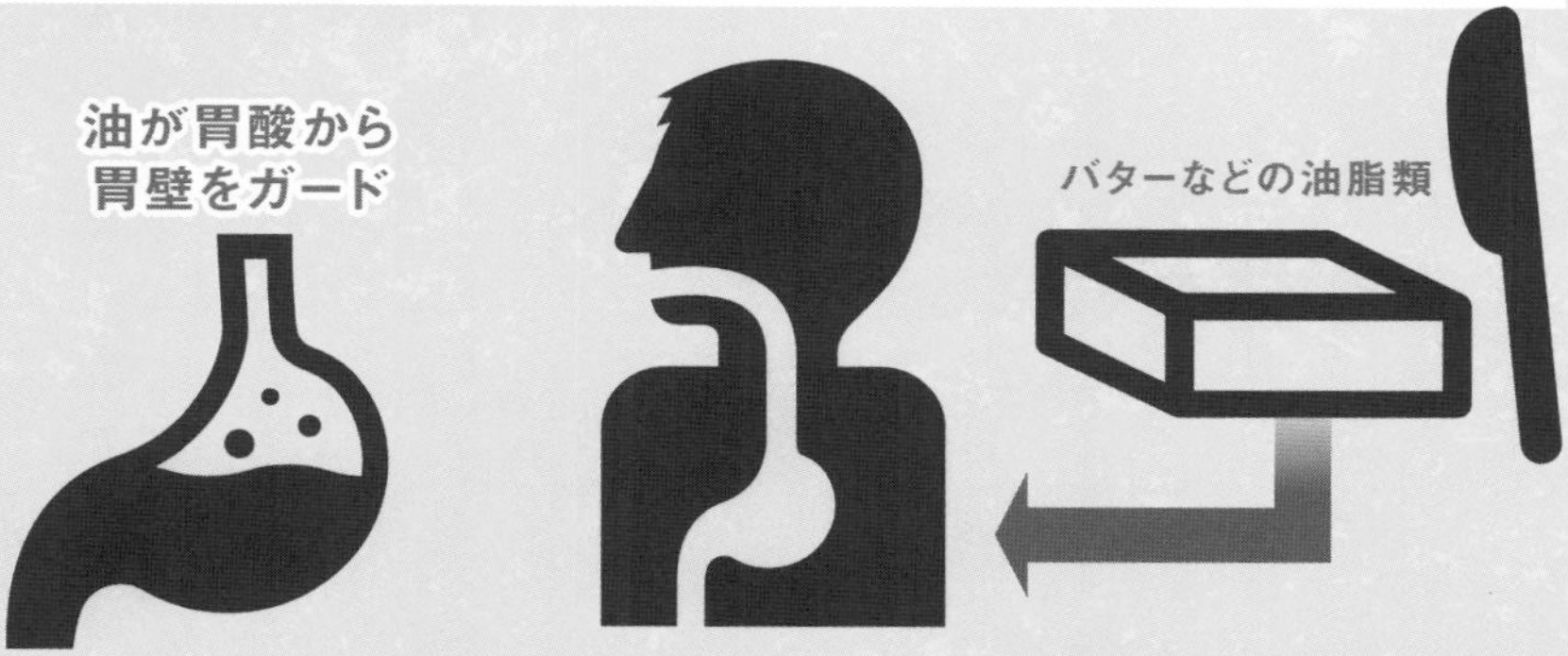

油が胃酸から
胃壁をガード
バターなどの油脂類

太るからといって敬遠する人も多いが、油脂自体は肝臓に悪影響を及ぼさず、アルコールの吸収を遅くしてくれる。悪酔い防止にもなるので、むしろ積極的に摂ったほうがいいという。

たんぱく質と油脂類をまとめて摂れるおつまみ

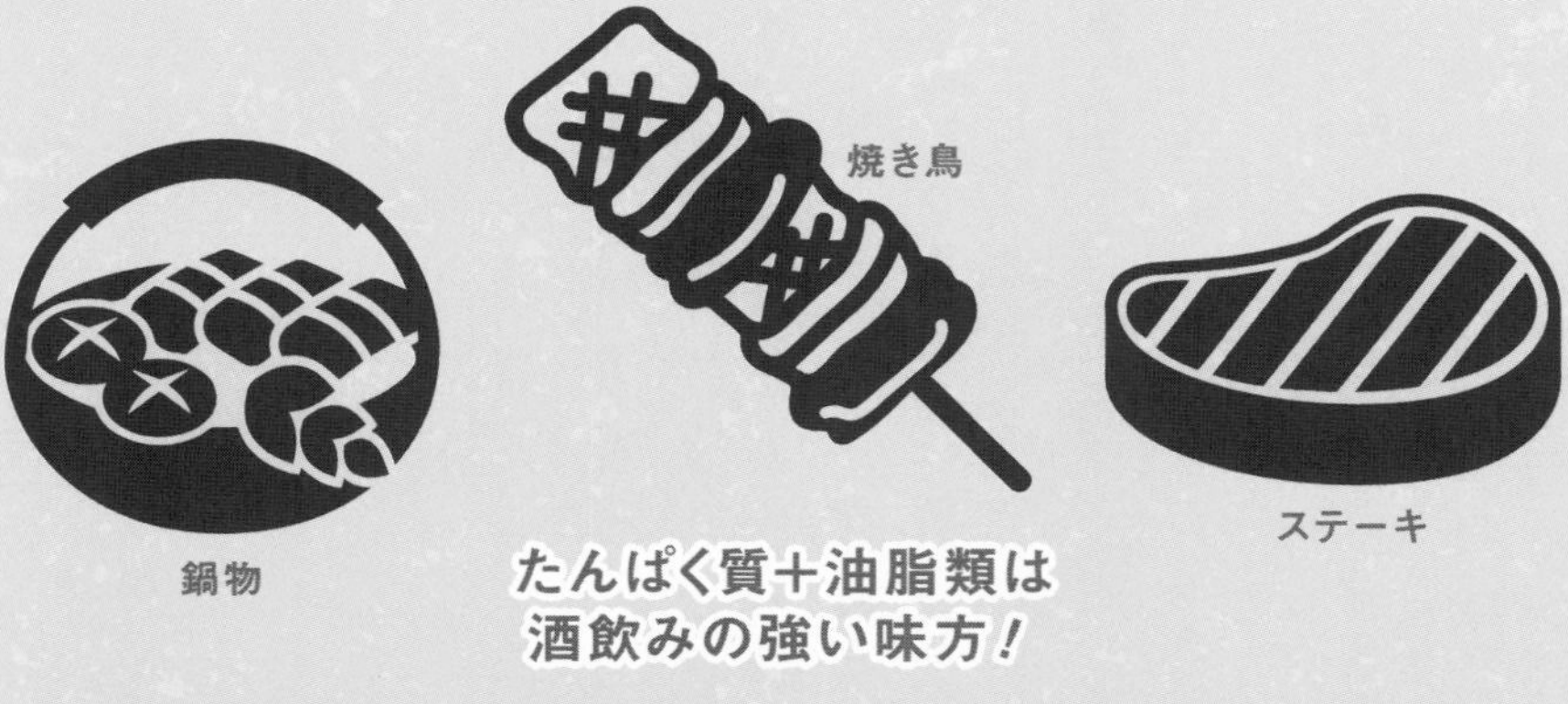
焼き鳥
ステーキ
鍋物
たんぱく質＋油脂類は
酒飲みの強い味方！

鶏の唐揚げは、定番メニューとして置いてある店も多く、そういった意味では一番食べやすい。ただ、衣に糖質が含まれているので、それよりは焼き鳥や鍋物、ステーキなどのたんぱく質を積極的に摂ろう。

“お酒を飲む順番”で体を守る

飲み始めは度数の低いお酒を！

日によっていろいろなお酒を嗜《たしな》む人は、お酒を飲む順番にも気を配りましょう。というのも、お酒に含まれるアルコールはすべて同じでも、吸収するスピードには違いがあるからです。

アルコールには、度数が高いものほど素早く吸収されるという性質があります。たとえばアルコール度数が5度のビールより、40度のウイスキーのほうが早く吸収されるのです。

これまでに何度か説明しましたが、アルコールを素早く吸収すると、肝臓に大きな負担がかかってしまいます。特に飲み始めのときは、胃や腸に食べ物がほとんど入っていないため、アルコールを吸収しやすくなっています。最初からウイスキーなどの度数が高いお酒を飲むのは、肝臓に良くないのでやめましょう。最初はビールやワインなどの度数の低いお酒で乾杯するのが得策です。ただし、**ウイスキーなどを水で割ったりする場合は最初から飲んでも問題ありません。ウイスキーを10倍に薄めた水割りなどは、ビールと同じくらいのアルコール度数になるからです。**

とはいえ、良いお酒を水割りで飲みたくないという人も多いはずです。そういった人は、まずビールなどで乾杯し、ある程度おつまみを口にして胃に何かを入れてから度数の高いお酒に移ることをオススメします。

お酒を飲む順番にも最適解がある

吸収されやすいお酒は?

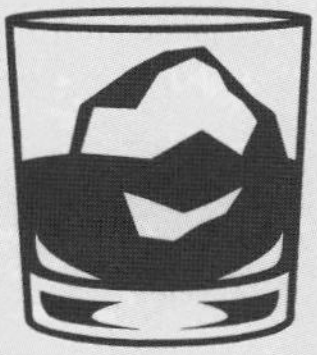

ウイスキー

下にある3つのお酒は、吸収されやすい。こういったお酒を飲むときは、ひと口ずつゆっくりと味わうようにして、飲み過ぎないようにしたい。

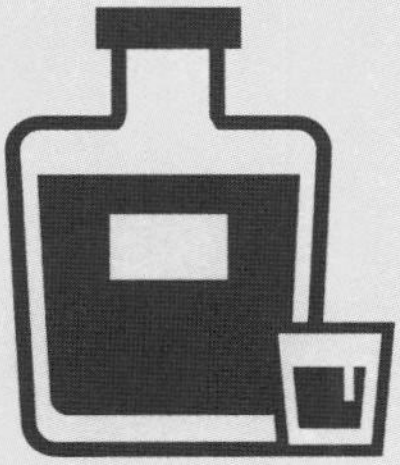

ウォッカ

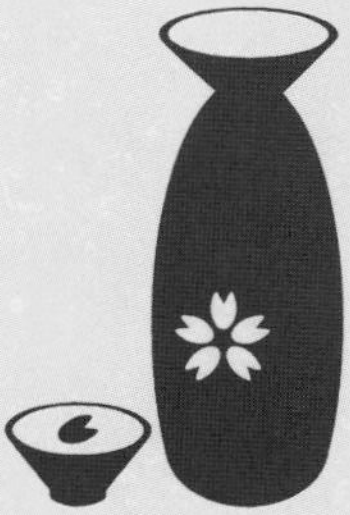

日本酒

吸収されやすいお酒

- アルコール度数が高い
- 炭酸が含まれている
- 温めたお酒

!注意!

アルコール度数が低くても
一気飲みをすると
一度に大量のアルコールが
吸収されてしまう!

度数が低いものから高いものに移る

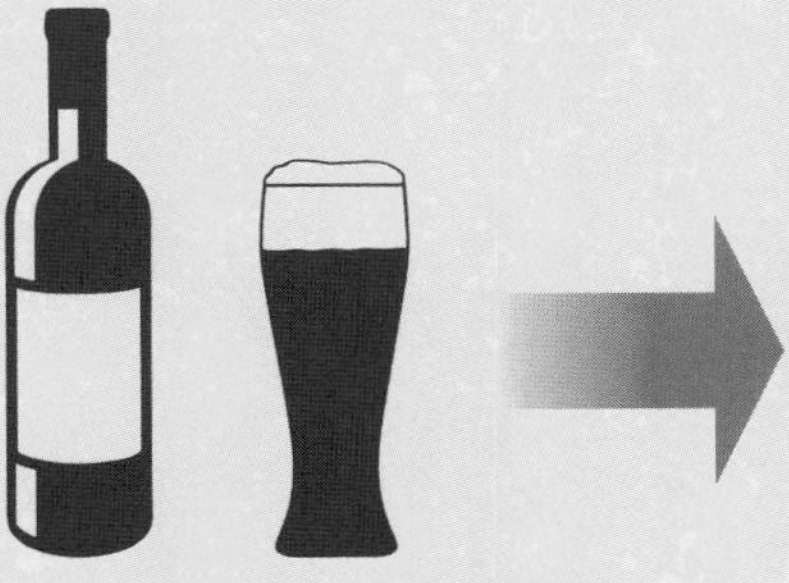

乾杯するときは
ビールやワインなど
アルコール度数の低いお酒で!

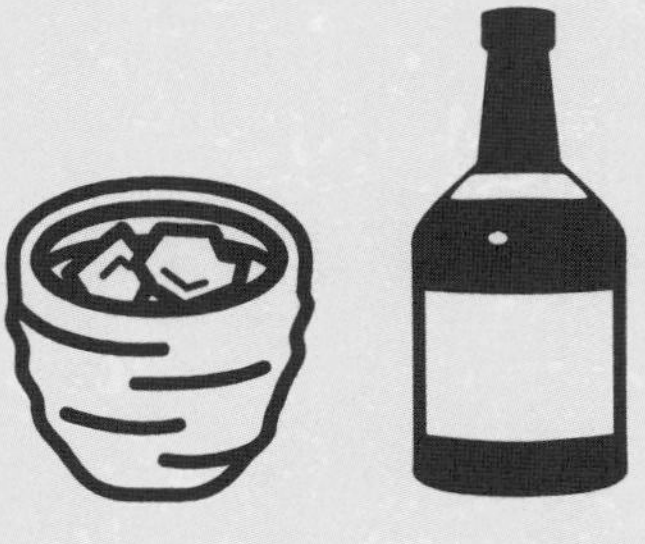

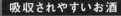

それから焼酎やウイスキーなど
度数が高いものを
飲むと肝臓にも優しい

第2章

最強の飲み方

酔っ払いやすいお酒はコレ!

炭酸や温かいお酒は酔いやすい

前ページで吸収されやすいお酒を紹介しましたが、アルコール度数が高いものはまだしも、炭酸入りや温かいお酒はなぜ吸収されやすいのでしょうか？　その理由について説明します。

炭酸には胃や腸の動きを活発にする効果があります。さらに喉越しの良さが増すため、一度に飲む量も多くなりがちです。ワインはアルコール度数が低く、最初から飲むのに適したお酒ですが、**スパークリングワインは炭酸を含んでいるため、乾杯のときに1杯飲む程度にしておくのが賢明と言えるでしょう。**

温度が高いお酒もアルコールの吸収が早くなるので注意が必要です。日本酒で言えば熱燗が最も吸収されやすく、以下、ぬる燗、常温、冷酒の順になります。**冬の寒い日に熱燗を飲むと、体が温まって顔が赤くなることがあります。あれはアルコールが素早く吸収されてフラッシャー（フラッシング反応）が起こった状態と考えられます。**これは、アルコールが分解されてできる発がん性が疑われるアセトアルデヒドの影響で、顔などの毛細血管が拡張して赤くなることです。熱燗などの温かいお酒を飲む場合は、最初にビールを1、2杯飲んでおくのがベターです。また、量を守らなければ意味がありません。**強いお酒は1、2杯と決めておき、飲み過ぎないように注意してください。**

酔いが回りやすいお酒は飲み過ぎに注意

炭酸入りのお酒は胃や腸を刺激する

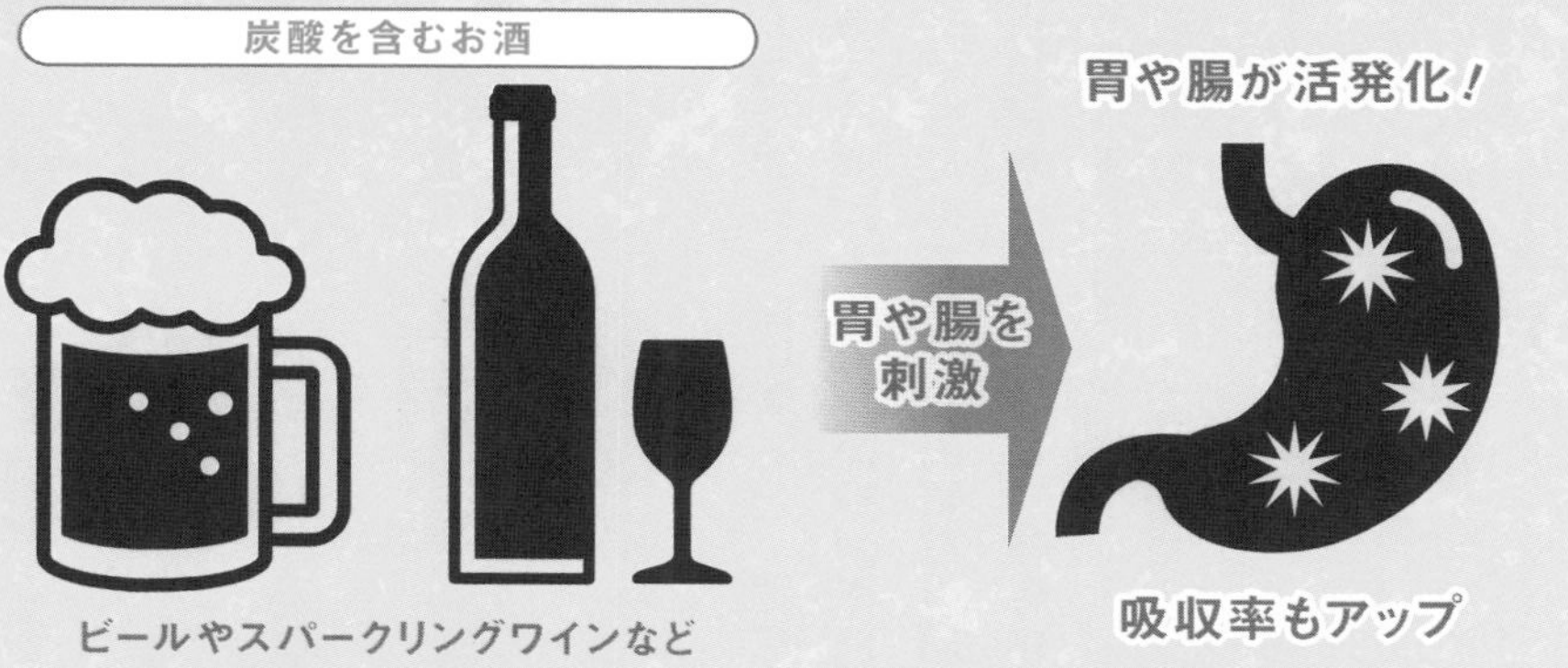
炭酸を含むお酒
胃や腸が活発化!
胃や腸を刺激
吸収率もアップ
ビールやスパークリングワインなど

炭酸が胃を強く刺激することで、胃が蠕動《ぜんどう》運動を始め、内容物をどんどん小腸に送ってしまう。すると腸が即座にアルコールを吸収。やがて肝臓に運ばれ、アルコールの分解作業が始まる。

温かいお酒は体温(代謝)を上げる

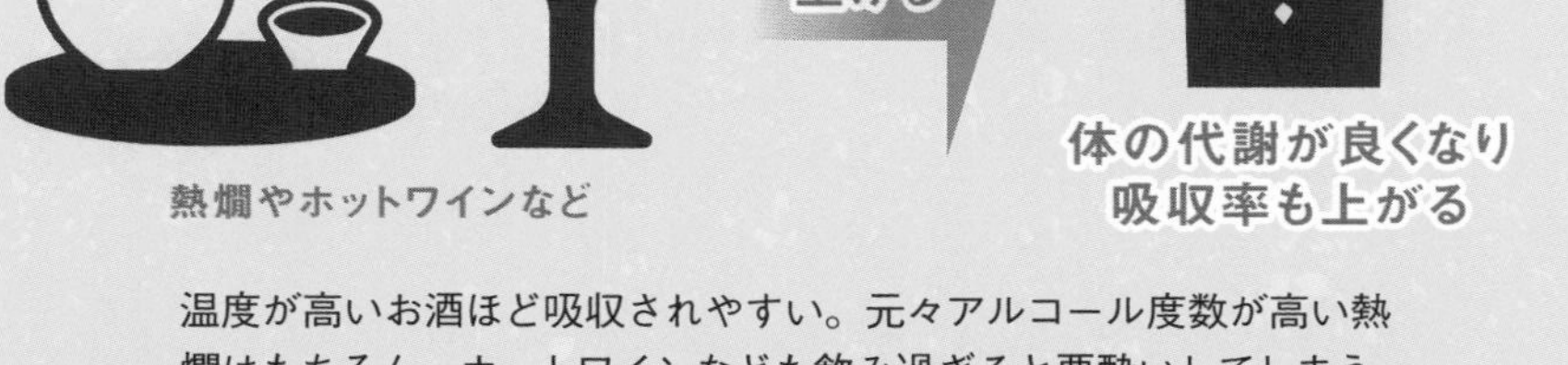

体温を上げる
体の代謝が良くなり
吸収率も上がる

温度が高いお酒ほど吸収されやすい。元々アルコール度数が高い熱燗はもちろん、ホットワインなども飲み過ぎると悪酔いしてしまう。おつまみも食べながらゆっくり飲み進めるのがベストだ。

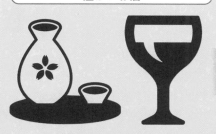

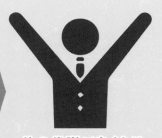

チェイサーは肝臓にも 尿酸値にも効く魔法の水

小まめな水分補給で脱水症状を防ぐ

お酒を飲んでいるとトイレが近くなります。これはお酒で水分を摂っているからではありません。**アルコールが体内に入ると、尿を我慢する作用がある抗利尿ホルモンが抑制され、尿意を感じやすくなるのです。この利尿作用によって必要以上に尿が出てしまうと、体の水分が失われ、脱水症状を引き起こします。**

お酒を飲んだあとに喉の渇きを感じたり、唇が渇くことはないでしょうか？　実はこれが、脱水症状のサインであり、こってりとしたラーメンが食べたくなるのも、尿と一緒に塩分が排出されているからなのです。脱水症状を起こすと肝臓のパフォーマンスが低下し、アルコールの分解も滞ってしまうほか、尿酸値も上がり痛風の危険も。二日酔いもアルコールの分解が終わらないために起こる現象なので、脱水症状は二日酔いの間接的な原因とも言えます。

お酒を飲むときは、必ず水分を一緒に摂りましょう。目安としては、**飲んでいるお酒と同量の水が良いでしょう。日本酒1合なら180ミリリットル、焼酎なら2倍の水割りといった具合です。**だからこそ、チェイサーはとても理にかなった代物と言えます。家で飲むにしろ、外で飲むにしろ、チェイサーやその代わりとなる水あるいはお茶を用意しておきましょう。

お酒を飲むときは水分補給が欠かせない

お酒では水分を補給できない

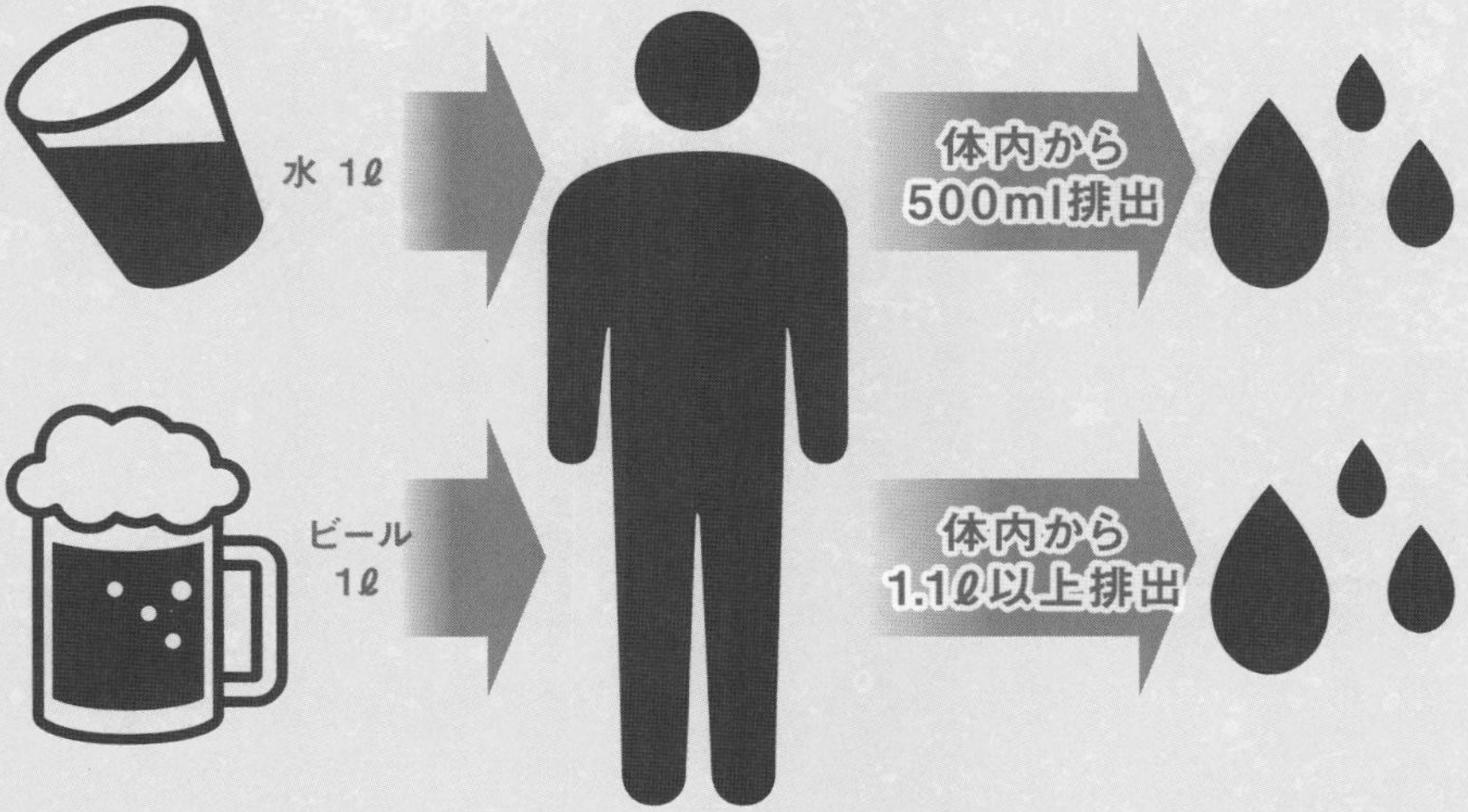

水は飲んだ量の半分ほどが体に残るが、お酒の場合は飲んだ量以上に水分が失われてしまう。体内の水分が減ると血中アルコール濃度が上がり、酔いやすくなるほか、脱水症状を引き起こしてしまう。

脱水症状のサインを見逃さない

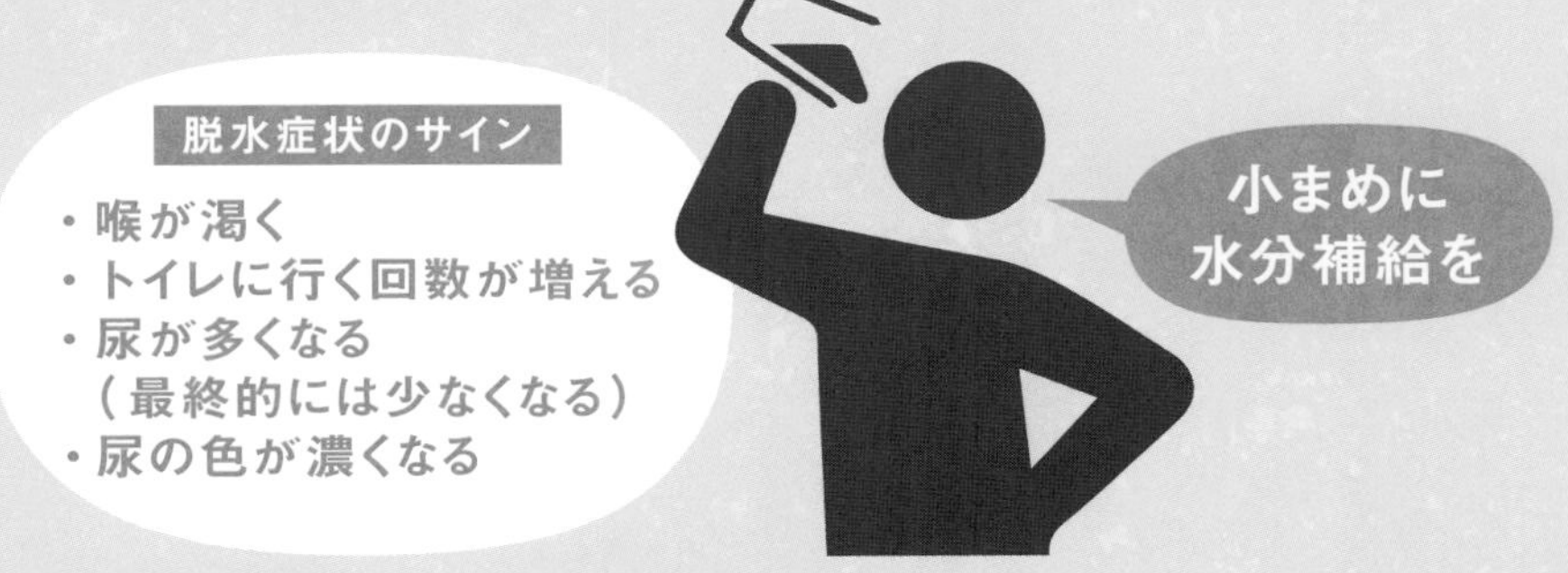
脱水症状のサイン
・喉が渇く
・トイレに行く回数が増える
・尿が多くなる
（最終的には少なくなる）
・尿の色が濃くなる
小まめに
水分補給を

最悪なお酒の飲み方

酒飲みなら一度は経験済み？

飲む量や順番、おつまみなど、お酒を飲むときに気をつけねばならないことはたくさんあります。お酒の飲み方もそのひとつです。

お酒を飲むときに一番ダメなのが「一気飲み」です。飲んだアルコールの5～20%は胃で吸収され、残りの80%は小腸から吸収されます。小腸の内壁には数千万本もの腸絨毛という突起があり、これが栄養素を吸収します。

仮に５００ミリリットルのビールを一気飲みするとどうなるのか。ビールの炭酸が胃を刺激し、胃が蠕動運動を始めて即座にビールを腸に流し込みます。すると腸絨毛が一気にビールを吸収、毛細血管を通してアルコールが肝臓に運ばれるわけです。５００ミリリットルのビールに含まれる純アルコール量は20グラム程度ですが、これがまとめて肝臓に運ばれたら、肝臓はフル稼働せざるを得ません。**アルコール度数が低いお酒といえど、一気飲みは危険なので絶対にやめましょう。**そのほかにも、嘔吐する、動けなくなる、他人に絡む、記憶を失うなどの飲み方はできる限り避けるべきです。特に記憶をなくすまで飲むというのはかなり危険です。これは**アルコールによって脳の海馬がダメージを受けることで起こる現象です。認知症などの遠因になる可能性がある**ので、心当たりのある人は、お酒はほどほどにしてください。

絶対にNGなお酒の飲み方

吐くまで飲む

食道の粘膜は傷つきやすく、吐くような飲み方をすると大きなダメージを受け、食道がんのリスクが高まる。

一気飲みする

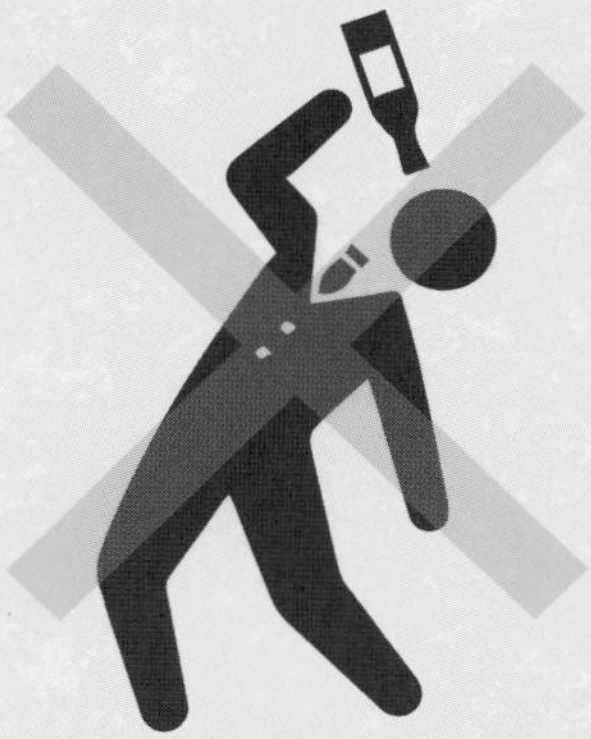

アルコールが一気に吸収されてしまうので、悪酔いしやすい。肝臓に大きな負担がかかる、かなり危険な飲み方だ。

足取りがおぼつかないor動けなくなるまで飲む

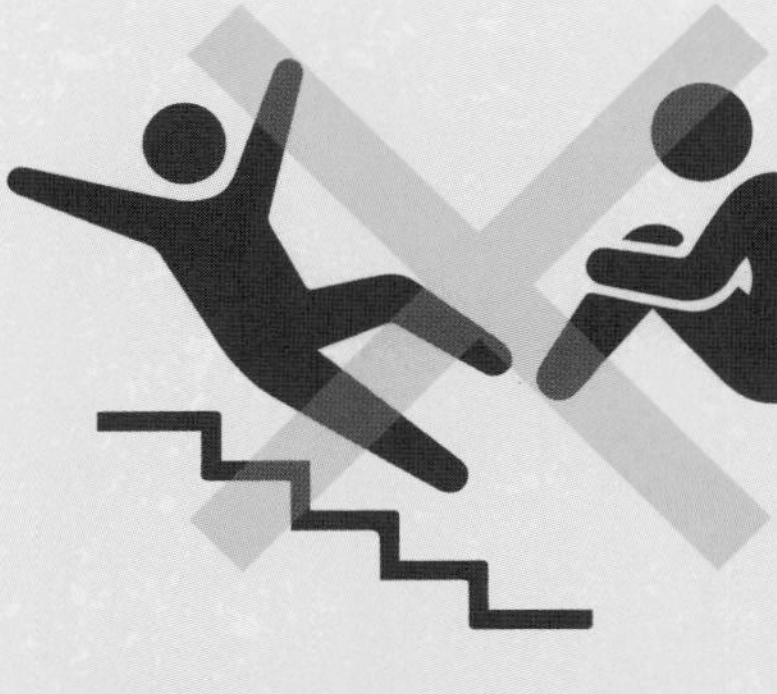

階段で転んだり、車にはねられるなど、事故に繋がることもある。意識を保てる飲み方を心がけよう。

他人に絡むまで飲む

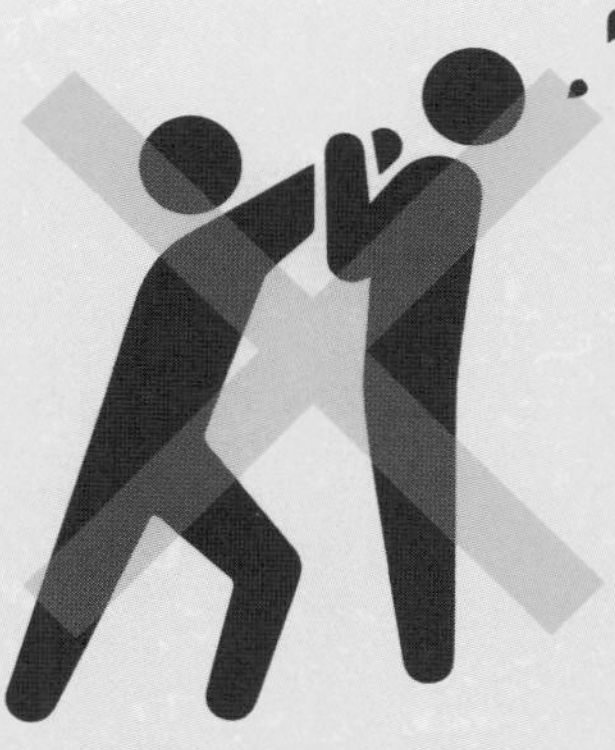

他人に迷惑をかける飲み方は、万病のもとであるストレスを発散するどころか、溜めてしまいかねないのでNG。

肝臓をいじめるヤバいおつまみ

肝臓の仕事を増やすものは避ける

食物から摂った糖質（ブドウ糖）は、人間のエネルギー源です。**脳を働かせる、筋肉を動かす、体温を維持するなど、ブドウ糖は生命活動を維持する上で欠かせません。また、ブドウ糖が足らず行動不能に陥らないように、人間の体は糖質を脂肪に変えて蓄えることができます。**海や山などで遭難した人が生き延びられるのは、蓄えていた脂肪を糖質に戻し、エネルギー源を確保しているからです。

糖代謝と呼ばれる脂肪と糖質の変換作業は、肝臓が行っています。**アルコールの分解で忙しいときに、糖代謝という仕事が加わると、肝臓に大きな負担をかけてしまいます。**これを避けるためにも、お酒を飲んでいるときに**糖質の多いおつまみを食べるのはやめましょう。**定番どころで言えば、お茶漬けやフライドポテトなどが挙げられます。健康的なイメージがありますが、野菜の煮物も要注意です。いも、にんじん、れんこんなど、でんぷんの多い食材のほか、砂糖やみりんといった調味料が使われているため、糖質が高くなりがちです。**おつまみとして食べられることも多い寿司も危険度は高め。ひとつひとつは少量ですが、お茶碗1杯（約１５０グラム）を超えるお米を食べていたということもあるので注意が必要です。**お酒を飲むときは、これらのメニューを控えたほうがいいでしょう。

アルコール＋糖質は最悪の組み合わせ

糖質→脂肪の変換は肝臓の仕事

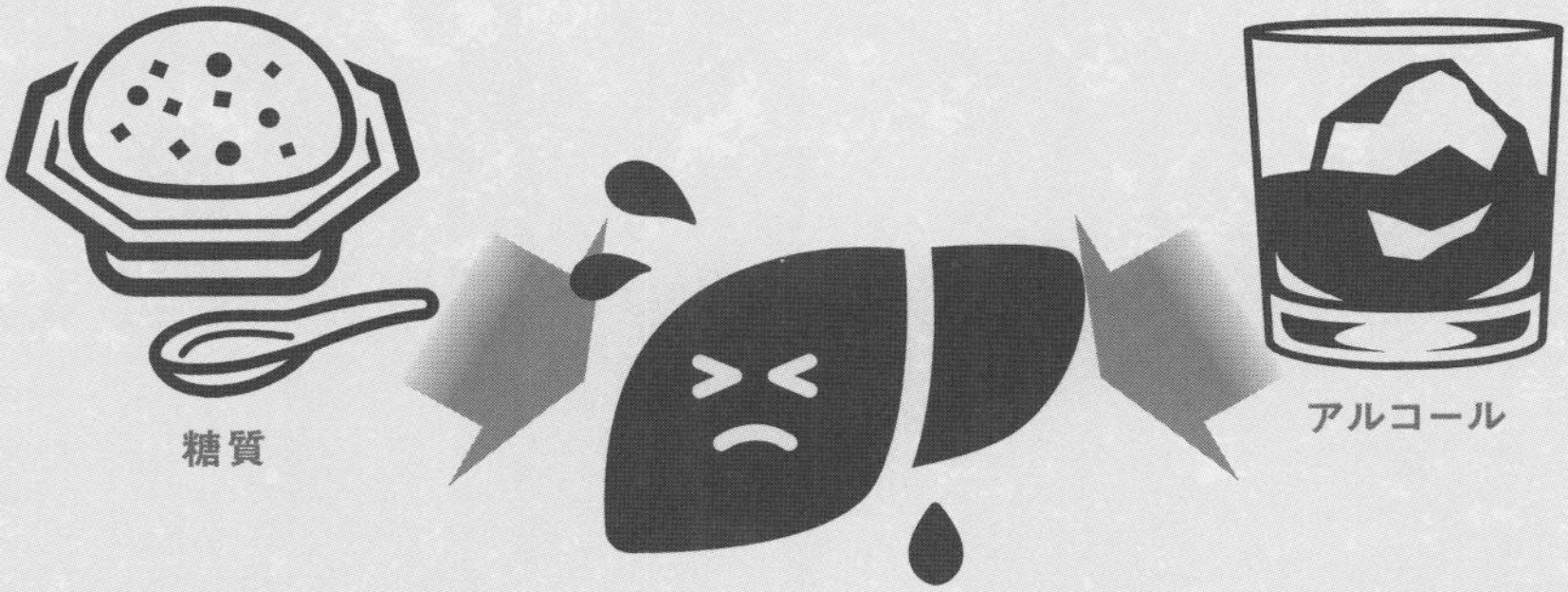

肝臓に重労働を強いることに

アルコール分解で忙しいときに糖代謝が加わると、肝臓の仕事が倍増し、アルコールの分解もスムーズにいかなくなる。糖質が多いおつまみを食べるにしても、できるだけ量を減らすこと。

肝臓の仕事を増やす危険なおつまみ

米、パン、麺、粉ものは糖質が豊富に含まれている。野菜もいも類は糖質が多め。また、デザート類も砂糖が使われているので糖質が多い。お酒のあとは控えたほうがいいだろう。

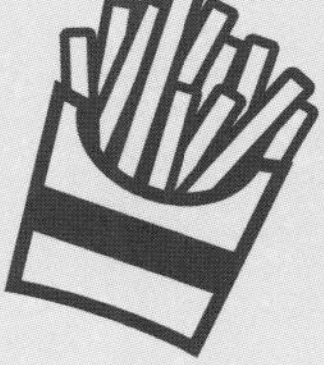

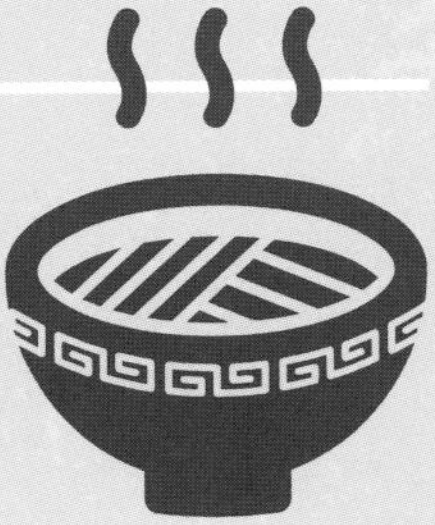

ヤバいおつまみリスト

- おにぎり
- お茶漬け
- 寿司
- あんかけチャーハン
- 焼きそば
- 焼きうどん
- 焼きビーフン
- たこ焼き
- お好み焼き
- チヂミ
- ピザ
- フライドポテト
- じゃがバター
- ポテトサラダ
- マカロニサラダ
- 春雨サラダ
- ドリア
- 長いも
- デザート

はしご酒は肝臓に大ダメージ

飲み過ぎ食べ過ぎを招くはしご酒

お酒を飲んで気分が良くなり、2次会まで参加して、ついつい飲み過ぎてしまうこともあるでしょう。しかし、**深夜までお酒を飲み続けたり、糖質の豊富なものを食べ続けたりすると、肝臓に大きな負担がかかり、最悪の場合、脂肪肝を引き起こす恐れもあります。**

肝臓が分解できるアルコールは、体重1キロあたり、1時間に0・1グラム程度と言われています。体にいいアルコール量（1日あたり約7～40グラム）を守っている場合、21時ごろまでの飲酒ならば朝方までには体内のアルコールがほとんど処理され、起床時に残ることはありません。**逆に深夜までお酒を飲み続けると、アルコールを処理しきれず、肝臓に負担がかかってしまいます。また、2次会、3次会と飲み続けると、お腹が減って余計なものまで食べてしまいがちです。**お酒を飲みながら食事をすると糖質の吸収がよくなるので、おつまみは低糖質のものを選ぶのが基本です。それを無視して、あれもこれもとおつまみをバクバク食べていたら、間違いなく太ります。ましてや締めにラーメンや牛丼といった糖質のかたまりを摂ることは、脂肪肝への道を突き進むようなものです。**飲み過ぎ食べ過ぎを防ぐためにも、はしご酒はやらぬが吉。早めに飲み始めて、深夜になる前に帰宅するくらいが丁度良いと言えるでしょう。**

明け方まで肝臓が働く悪い飲み方

①最初のお店で何杯か飲んで次のお店へ

19時

本来は
ここで
帰るのが
ベスト

最初のお店で2、3杯飲んで切り上げるのがベスト。早めに家に帰り、ゆっくり過ごせば肝臓も休める。

②2～3次会でも次々とお酒を注文する

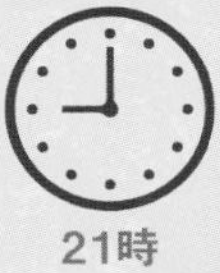
21時

2～3次会にもなると酔いも回っており、ついつい飲み過ぎたり、食べ過ぎてしまう。これが非常に肝臓に良くない。

③深夜過ぎまで飲み続けてようやく帰宅

1時

深夜過ぎまで飲み続け、午前1時ごろに帰宅。帰り際にラーメンなどを食べていたら、これ以上ないほど最悪だ。

④翌日にお酒が残ってしまい二日酔いに

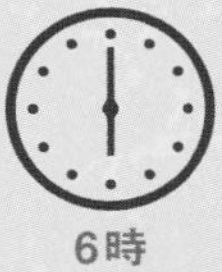
6時

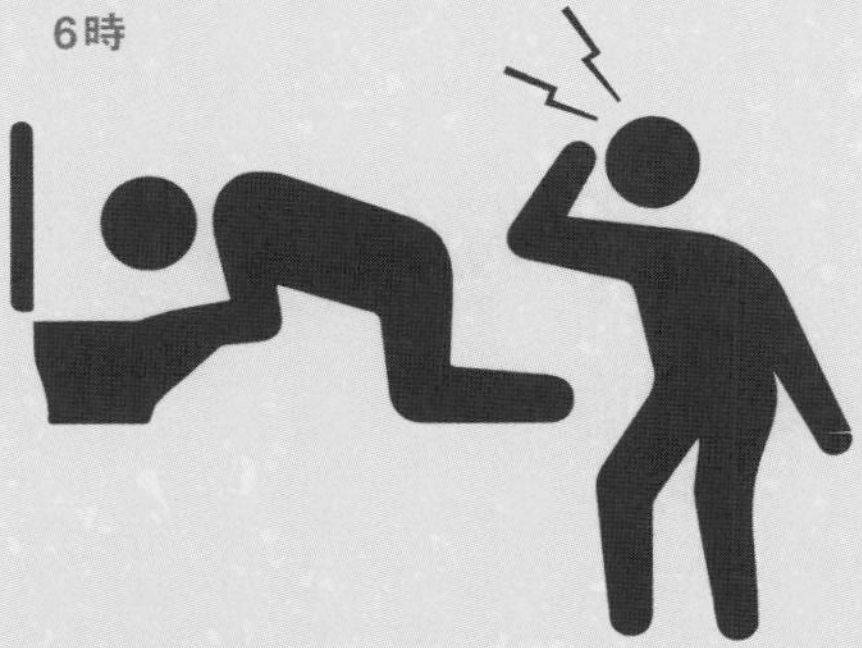

二日酔いの影響で吐いたりすると、胃や腸がダメージを受けることも。こうならないように早めに帰ること。

飲酒後のお風呂＆寝酒は健康リスク大

飲酒を伴うお風呂＆睡眠は避けること

お酒を飲んですぐにお風呂に入ったり、眠りにつくという人は多いはず。しかし、どちらもデメリットしかないのでオススメしません。

お酒を飲むと緊張が解けてリラックスできます。これは気分的な話ではなく、**アルコールを飲んだことで血管が拡張され、血圧が下がるからです。この状態で湯船に浸かると、さらに血圧が低下し、脳貧血を引き起こす恐れがあります。**また、お酒が残っているときは熱いお湯も危険なものになります。アルコールによって低下した血圧がお湯で一気に上昇し、脳梗塞を引き起こすことがあるのです。しかも、お酒による脱水症状で水分が不足している場合は、そのリスクが高まります。**飲んだ日はお風呂を控え、ぬるめのシャワーにするのが賢明です。**

お酒を睡眠薬代わりに飲む人がいますが、これもデメリットしかありません。**お酒を飲んで眠りについた直後は、深いノンレム睡眠を得られますが、そのあとは眠りが浅くなります。しっかり寝たのに翌朝、疲れがとれないと感じるときは、寝酒によって睡眠の質が低下したせいかもしれません。**その上、本来なら休んでいる時間に、アルコールの分解作業を肝臓に押しつけるわけですから、良いことはひとつもないのです。寝る前にお酒を飲んでいる人は控えるようにしましょう。

飲酒時のお風呂&寝酒に伴うリスク

飲酒後はシャワーで我慢する

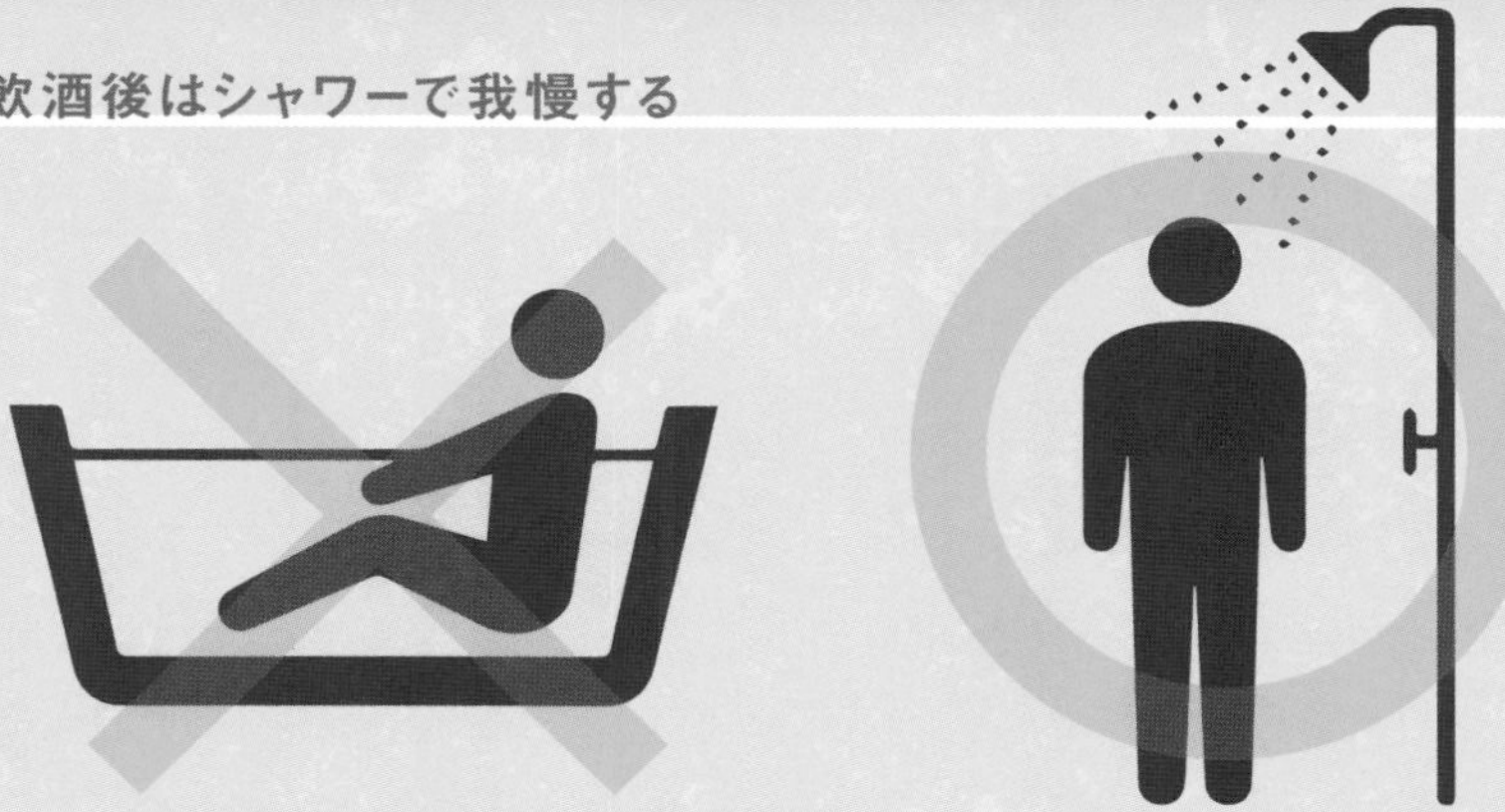

お酒を飲んで湯船に浸かると血圧が低下。脳に血が行き渡らず、脳貧血を起こす可能性がある。目眩がしたら一度その場に腰をおろそう。

寝酒による睡眠は質が落ちる

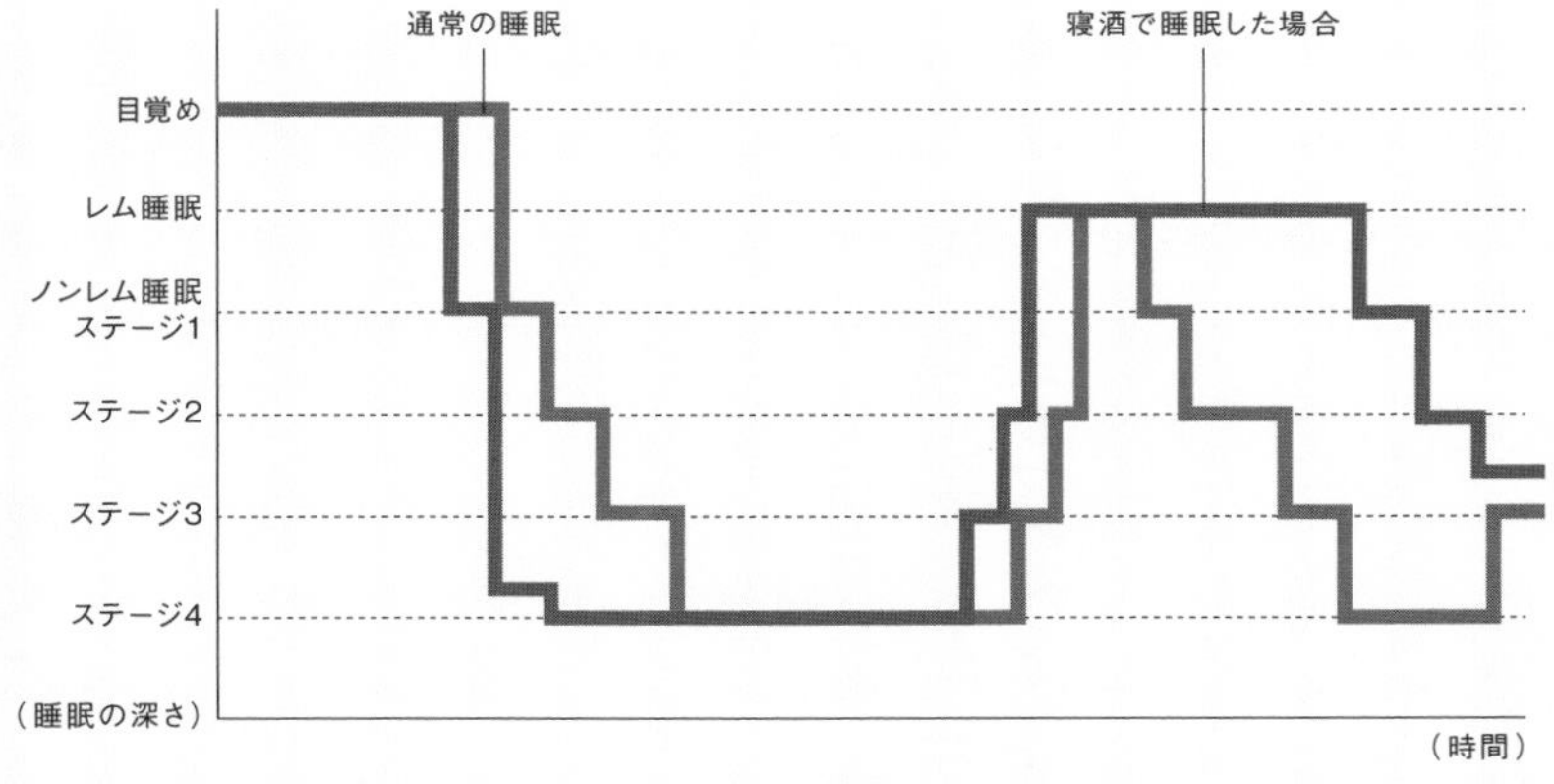

出典：日経ビジネス

就寝前にお酒を飲んだ場合、短時間で深い眠りにつくが、そのあとは浅い眠りが続き、睡眠のパターンが崩れてしまう。お酒を飲まずに寝たほうが睡眠の質は良くなると言える。

第2章

最強の飲み方

お酒を飲みつつ脂肪を燃やす“肝臓スケジュール”

22時には消化を終わらせること!

新型コロナの影響で、自宅でのオンライン飲みをする人が増えてきました。オンライン飲みは3密を防ぐことができ、終電を気にする必要もないので、気楽にお酒を楽しめます。その反面、**終わらせるタイミングがわからず、ダラダラ飲んでしまうという人も多いようです。これは肝臓にとって、とても悪いことです。**

というのも、22時から26時は、脂肪細胞を生み出すたんぱく質BMAL1が増える時間帯で、**この時間帯に食べ物が胃の中に残っていると、代謝を促して脂肪を燃焼させる成長ホルモンが分泌されにくくなります。**そうなると脂肪燃焼の効果が低下し、内臓脂肪もつきやすくなってしまうので、晩酌は早めの19時~21時くらいには終わらせたほうが良いのです。仕事などで飲み会や晩酌のスタートが遅くなるときは、お酒の量はほどほどにして、おつまみのドカ食いも控えましょう。**夕方に軽く食事をとってお腹を満たし、野菜やきのこなど、食物繊維中心のおつまみでお酒を楽しむのがオススメです。**

ひとりで飲むにしても、オンライン飲みをするにしても、あらかじめお酒やおつまみを決めておき、それ以上食べないようにしましょう。

また、オンライン飲みの場合は、ダラダラと飲み続けないように、終わらせる時間を決めておくのがベターです。

最適な時間と量を守ってお酒を楽しむ

■脂肪細胞を生み出すたんぱく質「BMAL1」の脂肪組織中の量（相対量）

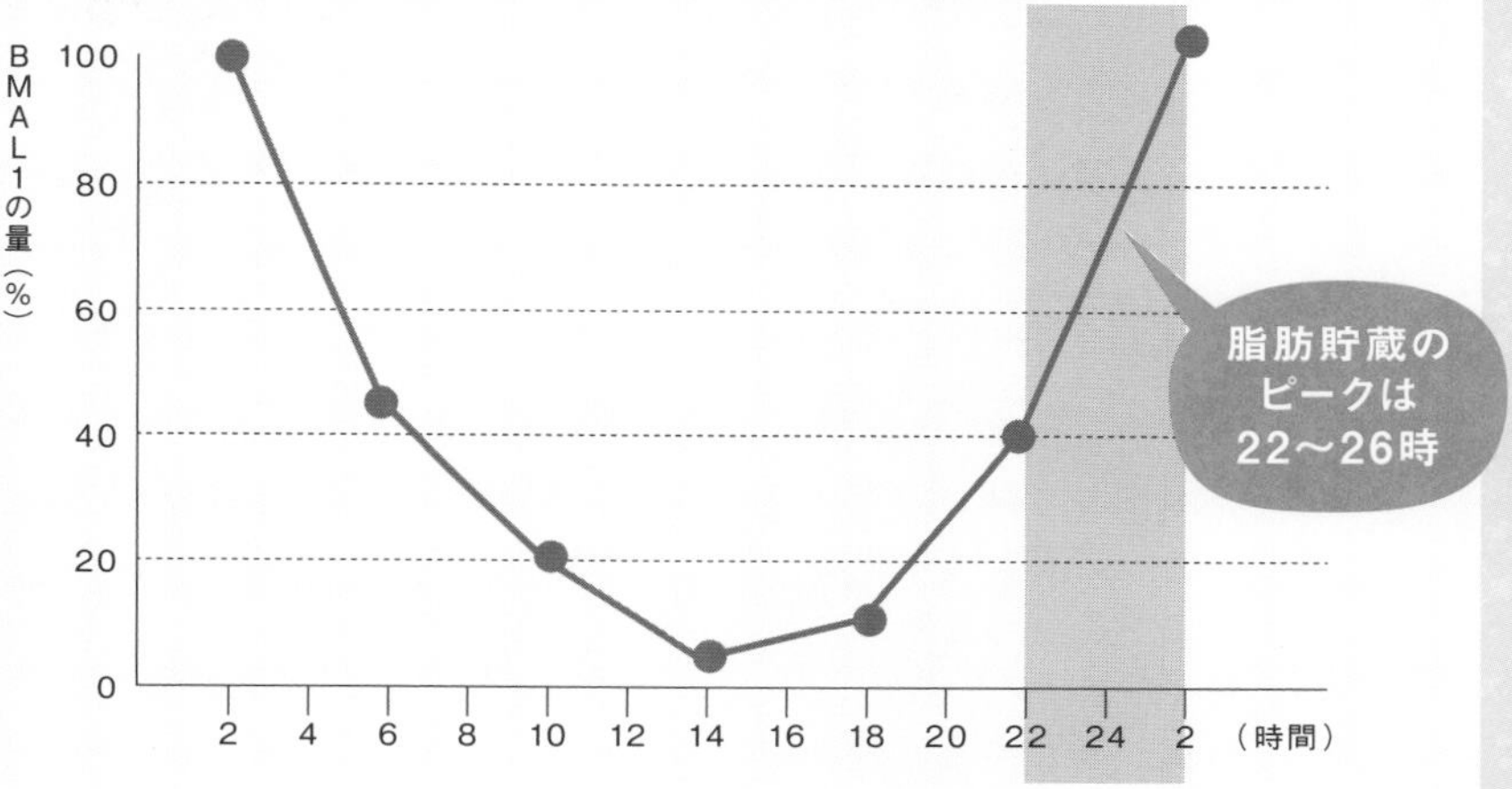

出典：グラフデータ／日本大学薬学部　榛葉繁紀准教授による。

飲み過ぎ食べ過ぎに注意する

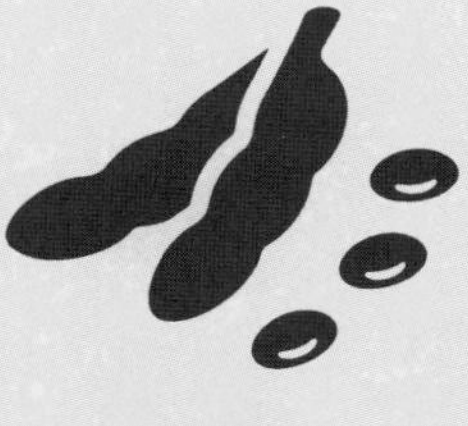

枝豆

焼き鳥

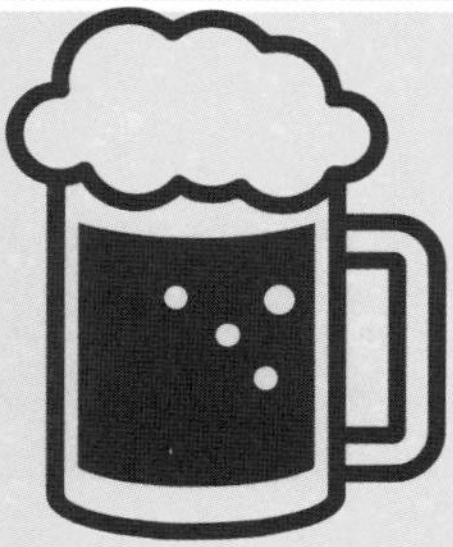

中ジョッキ×2

お酒とおつまみの量を事前に決めておき
それ以上は絶対口にしないこと！

肝臓コラム 3

飲む前、飲んだあとの
トクホやサプリってホントに効くの？

お酒を飲んだあとでコンビニに寄り、二日酔いに効くと言われる「ウコン入り飲料」を飲むという方も多いのではないでしょうか？

あるいは、しじみに含まれるオルニチンやタウリンのサプリを飲むという方もいると思います。しかし、こうしたサプリは本当に効くのでしょうか？

ウコンは、カレーなどによく使われているスパイスのターメリックのことです。ウコンに含まれるクルクミンが肝臓が分泌する胆汁の生成を促すとされ、古くから漢方の生薬として使われてきました。しかし、ウコンがアルコールの分解酵素の分泌を促すという医学的な根拠はなく、コンビニなどで見かけるドリンクタイプのものは、成分表示の上では〝清涼飲料水〟です。

同様に、オルニチンやタウリンを摂るのであれば、サプリではなくしじみやあさりの味噌汁を飲みましょう。サプリは、あくまでも食事で不足する栄養素を補給するものですので、食品から摂るのが基本です。味噌汁ならほかの健康にいい成分も同時に摂れるので一石二鳥です。

サプリではなく、「トクホ（特定保健用食品）」なら一定の効果が見込めます。有効性、安全性などの科学的根拠があり、消費者庁の許可も受けているので安心です。

今のところアルコールに効くトクホはありませんが、たとえば糖質や脂質の吸収を遅くするものはありますので、おつまみをついつい食べてしまうという方は、飲み会の前に飲んでおくといった使い方をしてみてはいかがでしょうか？

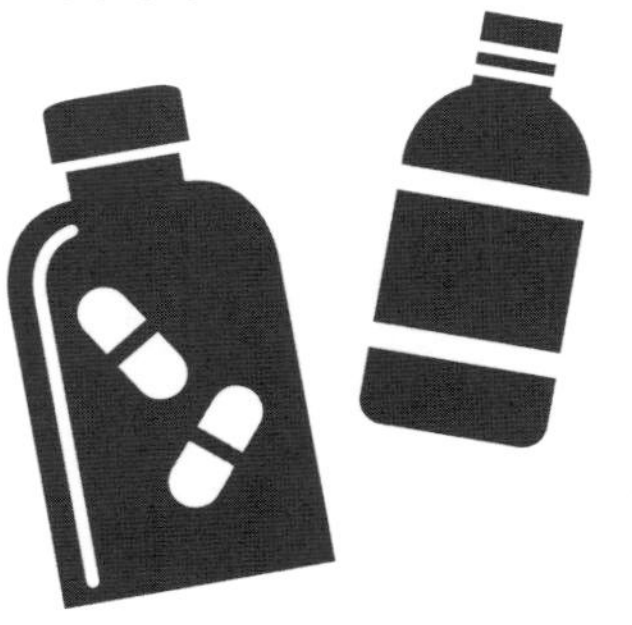

第3章

糖質オフで肝臓強化&効果的にダイエット

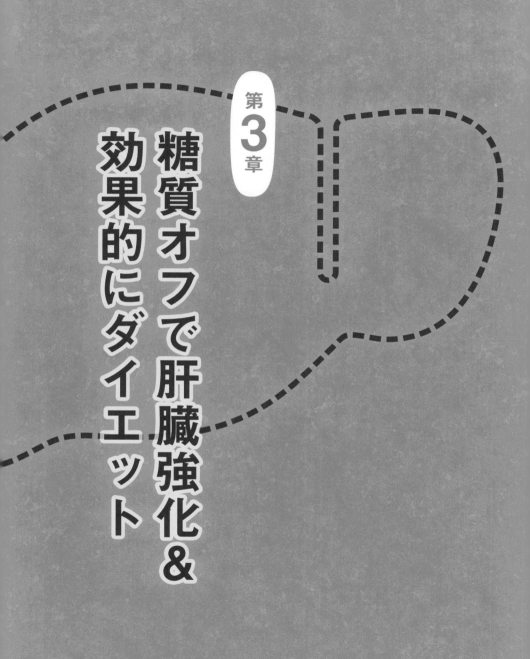

第3章

糖質オフで肝臓強化&効果的にダイエット

“ビール腹”最大の原因は糖質

原因はビールだけではない！

「毎日お酒を飲んでビール腹になった……」という会話をよく耳にします。確かにビールには太る原因の糖質が含まれていますが、それよりも問題なのは、糖質の過剰摂取。おつまみのフライドポテトやポテトサラダ、締めのラーメンやご飯など、お酒の席ではついつい糖質を摂取しがちです。これがビール腹に大きく繋がっていきます。

私達が摂取した食べ物（糖質）は肝臓で分解されて必要な分は筋肉に蓄えられ、筋肉運動のエネルギーなどで消費されます。**しかし余分な糖質は肝臓で中性脂肪に変化し、さらに糖質を摂取し過ぎると血糖値が急上昇してインスリンが分泌され、余分な糖質をすぐに脂肪へと変えてしまいます。これこそが人間が太るメカニズムなのです。**

これを読んだ人の中には「お酒のおつまみも締めも食べません！」という方もいると思います。しかし、サッポロビールが行った実態調査によると、1日あたりの糖質摂取量は、男性の基準値が２５０グラム、女性の基準値が２００グラムに対して、**平均糖質摂取量が約３２０グラム（男性３０９グラム、女性３３２グラム）と判明しました。私達は年齢や性別に関係なく、日ごろから糖質を過剰に摂取していた可能性が高いのです。**体型が気になる人は、おつまみや普段の食生活を見直していくといいでしょう。

脂肪が出来るまでのメカニズム

①食べ物（糖質）を摂取する

②小腸で吸収される

③余分な糖質が肝臓で中性脂肪に

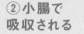

■1日に摂取している糖質量

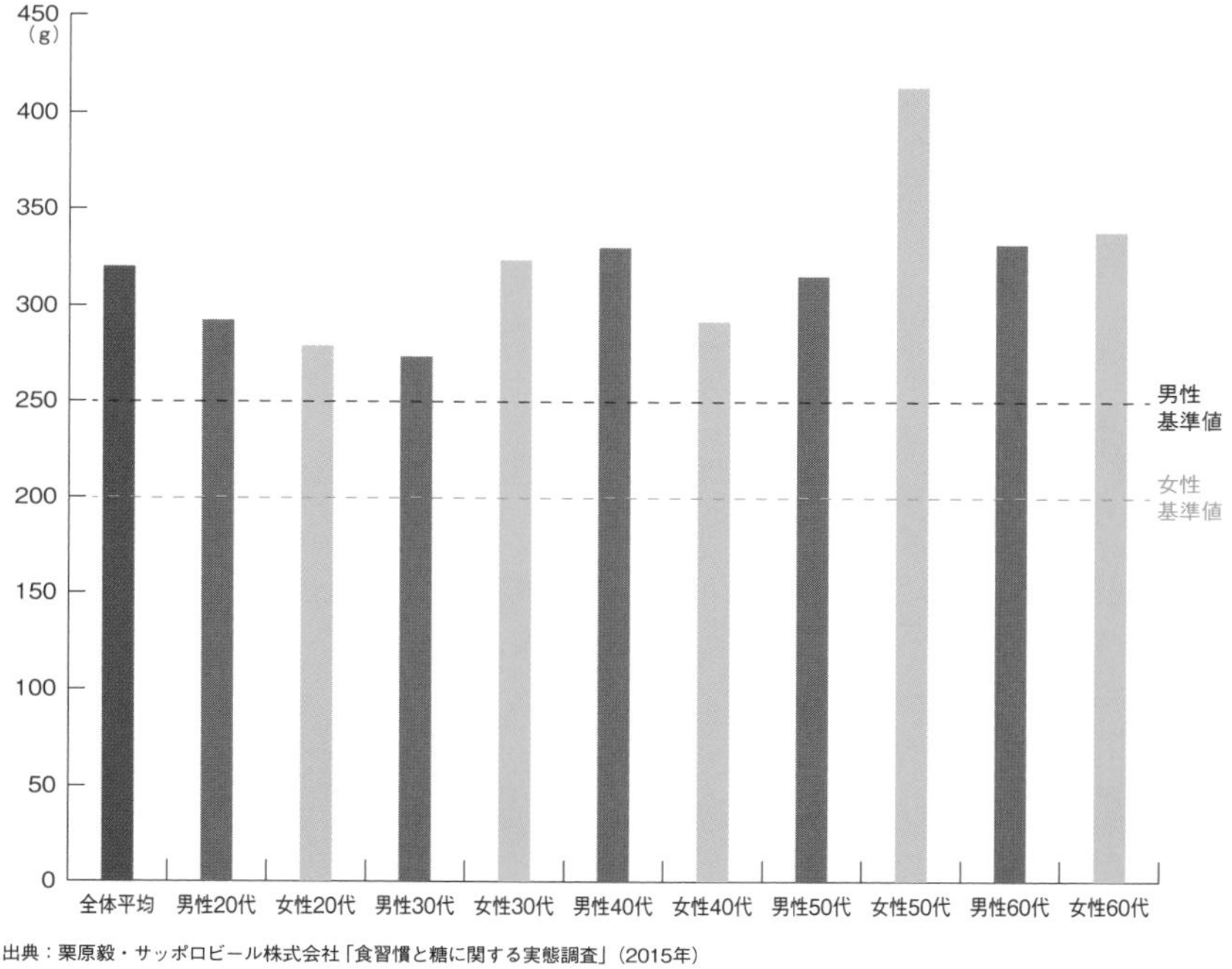

出典：栗原毅・サッポロビール株式会社「食習慣と糖に関する実態調査」（2015年）

中性脂肪が多くなると行きつく怖い結末

脂肪肝は大病への入り口

そもそも中性脂肪とは、人間が生きていくために欠かせないエネルギー源である糖質を変換したものです。糖質の摂取量が不足した場合は、溜めてある中性脂肪を消費してエネルギーを生み出します。**中性脂肪は人間にとって必要不可欠なものですが、消費よりも蓄えるスピードが上回ると、中性脂肪がどんどん蓄積されていってしまいます。**健康的な肝臓の中性脂肪の割合は3~5%ですが、その割合が30%を超えてしまうと「脂肪肝」と呼ばれる状態に陥ります。**また蓄えきれなくなった中性脂肪が血液中に取り入れられて体の中の脂肪細胞が増えることで、内臓脂肪が増加し、狭心症や心筋梗塞といった大きな病気に発展することもあります。**

お酒の飲み過ぎや運動不足といった生活習慣の乱れが原因で肝臓に脂肪分が溜まり、脂肪肝となります。**肝臓に脂肪分が溜まると血の流れがドロドロになり、肝機能が低下して肝細胞が炎症する「脂肪性肝炎」を発症します。さらに肝臓が修復と炎症をくり返すと肝臓の表面が凸凹状態となり、萎縮して縮んでしまいます。これが「肝硬変」と呼ばれる状態です。**この状態が続くと、全身のかゆみや黄疸《おうだん》、腹水、便秘など、様々な症状を引き起こす「肝臓がん」が発生しやすくなる恐れも……。つまり脂肪肝は生活習慣病や肝臓がんの入り口なのです。

脂肪肝と脂肪性肝炎のメカニズム

中性脂肪の役割

肝臓は人間が生きていくために欠かせないエネルギー源である糖質を蓄えておくためのもの。十分な糖質を摂取できない場合は中性脂肪からエネルギーが消費されていく。ただし消費よりも蓄えられるスピードが上回ると脂肪肝の原因になる。

①生活習慣が乱れる

お酒の飲み過ぎや糖質の過剰摂取、運動不足などによって生活習慣が乱れていく。

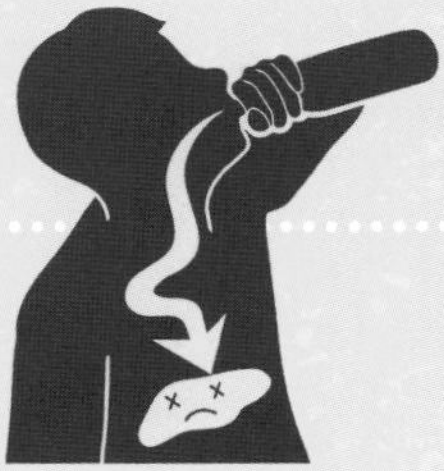

②脂肪肝の状態に

肝臓にある中性脂肪の割合が30%を超えると脂肪肝になる。

③脂肪性肝炎

肝臓が中性脂肪をさらに蓄えることで炎症を起こす。

④肝硬変

修復と炎症をくり返し行い、肝臓の表面が凸凹状態となり、萎縮して縮んでしまう。

⑤肝臓がん

全身のかゆみや黄疸、腹水、便秘、下痢といったさまざまな症状が現れる。

脂肪肝が原因で肝臓がんが発生する恐れが！

カロリーよりも、とにかく〝糖質〟を抑える

糖質とともに中性脂肪も減らす

お酒には食欲を増進させる作用があります。飲みの席で、ついお腹が苦しくなるまで食べてしまうという人も多いでしょう。これが太る原因のひとつです。特に気をつけたいのが、**腸間膜（小腸を包み支える膜）や内臓の周りにつく内臓脂肪です。**

食事などで摂取した栄養（糖質や脂質）は、肝臓で中性脂肪として合成されます。そのあとエネルギーとして体の各所で消費されるのですが、**中性脂肪が増え過ぎた場合は体内で消費しきれず、余ってしまいます。これが内臓脂肪や皮下脂肪として蓄積され、肥満に繋がるのです。**そして放っておくと高血圧や糖尿病、脂質異常症などを引き起こす恐れがあります。こうした状態にならないように、脂肪になりやすい糖質は控えたいところです。

枝豆や刺し身、漬物、豆腐、ナッツ類など、高たんぱくで低糖質のおつまみを優先し、糖質が高いものは最小限にとどめてください。中には「太るから嫌だ」と、おつまみを食べずにお酒だけを飲む人もいます。確かにそのほうが太りにくいかもしれませんが、それでは肝臓への負担が大きくなってしまいます。**食べながらお酒を飲んだほうが、アルコールの吸収率が下がり、肝臓への負担も軽減されます。**低糖質のおつまみを食べつつ、お酒を飲むようにしましょう。

糖質を摂り過ぎると中性脂肪が増加！

体に溜まる脂肪の種類

内臓脂肪
内臓周辺に蓄積される脂肪。高血圧や糖尿病などの原因となる。

皮下脂肪
皮膚と筋肉の間に蓄積される。増え過ぎると足腰に負担をかける。

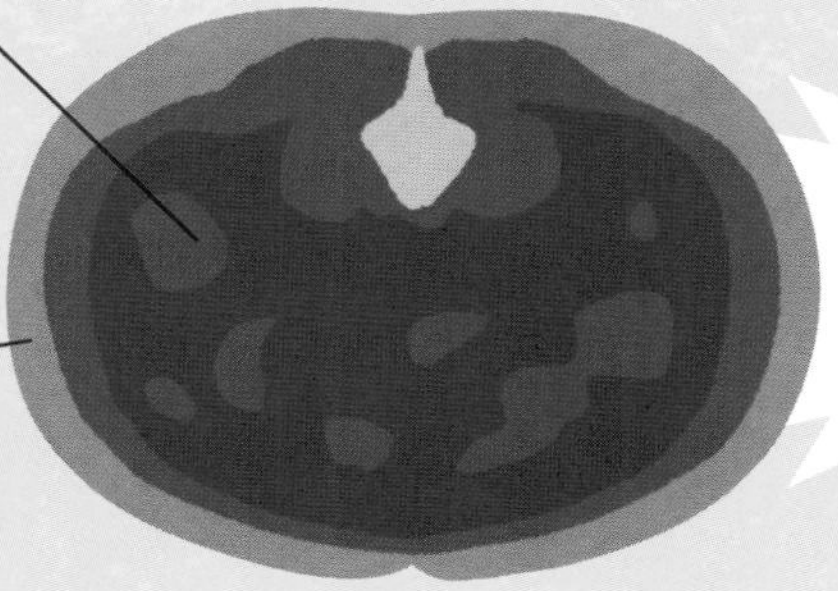

エネルギーとして消費されなかった中性脂肪が皮下脂肪や内臓脂肪となって蓄積される！

中性脂肪の増加によるデメリット

- 血圧を上げる
- 血糖値を上げる
- 血栓を作る
- 満腹ホルモン「レプチン」の働きが阻害され、満腹感を得られにくくなる
- ご長寿ホルモン「アディポネクチン」の分泌量が減り、血糖値や血圧の調整力が低下して動脈硬化が進行

増えた内臓脂肪を放置するとこんな病気に！

動脈硬化への危険因子
脂質異常症

血液中の中性脂肪やコレステロールが多い、または少ない状態。動脈硬化を引き起こすリスク因子となり、心筋梗塞や脳梗塞などを発症させる恐れも。

血管のつまりなどの原因
高血圧

放置していると血液を送り出す心臓への負担が増し、血管も高い圧力に耐えるために柔軟性を失う。その結果、血管のつまりや破裂を引き起こす。

血中の糖が増加
糖尿病

血液中の糖の数値が一定レベルを超えた状態。糖尿病になると、糖の代謝ができず高血糖が続き、やがて血管が傷ついて動脈硬化が進行する。

糖質ちょいオフが最高の食事法

日々の糖質をほんの少し減らす

　肝機能障害を引き起こす最大の原因は、糖質の摂り過ぎです。**糖質の摂取量の基準値は、１日あたり男性が２５０グラム、女性が２００グラムを推奨していますが、日本人は平均で約３２０グラムも糖質を摂っています**（１００ページ参照）。これは男女にかかわらず、幅広い世代に言えることです。そこで実践したいのが、糖質を少しだけ減らす糖質ちょいオフ生活です。

　糖質制限と聞くと気が滅入るかもしれませんが、身構える必要はありません。そもそも自分が何グラムの糖質を摂っているかなど、正確に計算するのは不可能なので、何かを食べるたびに糖質を計算していたらストレスも溜まりますし、そこまで厳密にやる必要はありません。たとえばご飯物を食べるときは、**お米を普段より１割減らしましょう。外で食べるにしても「無料の大盛りライスを普通盛りにする」など、ほんの少しお米を減らすことを意識してください。**

また、食べる順番も重要です。定食であれば、最初に小皿の付け合わせやサラダ、次にメインのおかずを食べ、お腹をある程度膨らませてからお米に箸をつけましょう。とても簡単なことですが、これだけの工夫で血糖値の急上昇を防げます。これはお酒に関しても同様です。**ある程度、食べてから飲むようにすれば自然とお酒の量も減るので、肝臓にも優しくなります。**

糖質を控えて肝臓を元気に！

糖質摂取量の基準値は男女で異なる

茶碗1杯（約150g）
糖質：約55g

茶碗1杯のご飯に含まれる糖質は約55グラムなので、大盛りにしなければ1日3杯ご飯を食べたとしても糖質過多になることはないはずだ。

1日の糖質摂取量の基準値

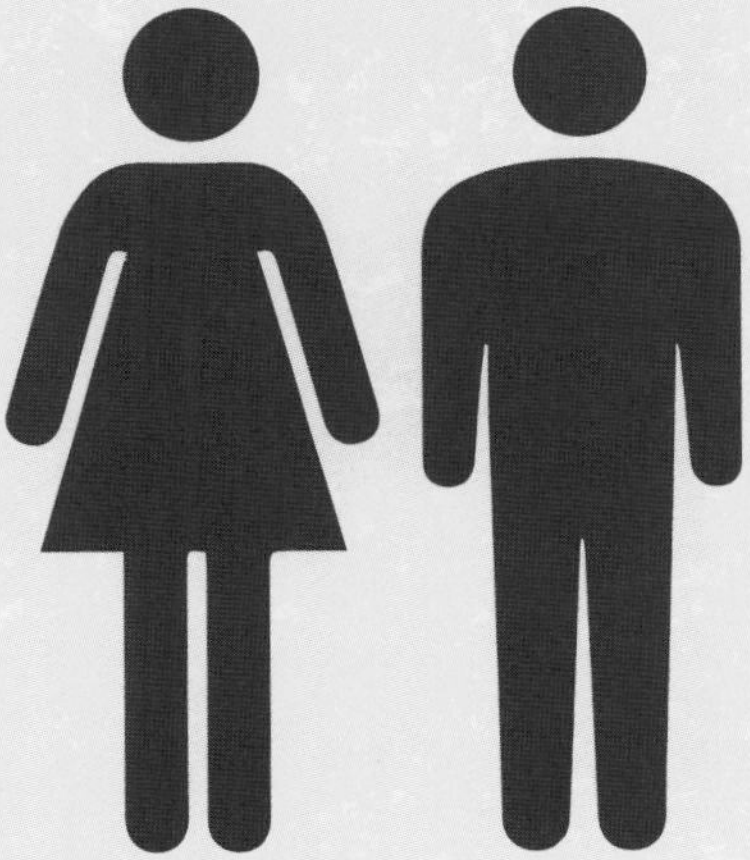

女性：200g　男性：250g

ちょっとした工夫で糖質を減らす

糖質ちょいオフのポイント

- ご飯を1割減らす
- ご飯から手をつけない
- フルーツを控える
- 麺類は週に1回にする
- たんぱく質の多い食事を摂る
- お菓子はポテト、コーン系ではなく、高カカオチョコレートにする
- ジュースや缶コーヒーではなくお茶や水を飲む
- コンビニのおにぎりや菓子パン、麺類を控える
- ストロング缶、チューハイ、サワーを控える
- 夜遅い時間の食事を控える

第3章

糖質オフで肝臓強化&効果的にダイエット

お酒とダイエットを両立させる最強ワザ

糖質とカロリーの摂取量に気を配る

お酒を飲んでいてもダイエットは可能です。食べ過ぎず飲み過ぎず、1日あたりの摂取カロリーや糖質を抑えれば良いわけです。

糖質については前ページでも解説しましたが、1日あたりの糖質摂取量の基準値を超えないようにしましょう。ご飯や麺類などを食べ過ぎないことはもちろん、ジュースやスポーツドリンクなどの飲み過ぎにも気をつけてください。**体に良いからと野菜ジュースを飲んでいる人がいますが、ものによってはかなりの糖質を含んでいるので注意が必要です。野菜をそのまま食べるにしても、じゃがいもやとうもろこし、れんこんなどは糖質が多いので控えましょう。**

糖質を減らしても、カロリーオーバーを繰り返していたら意味がありません。まずは左ページの表をもとに、自身にとって必要な1日あたりのエネルギー（カロリー）量を算出します。仮に30代男性、仕事はオフィスワーク中心（身体活動レベルはⅡ）という場合、適正なエネルギー量は約２７００キロカロリーとなります。この数値をもとに、カロリーがオーバーしないような食事メニューを調整していくといいでしょう。

なお、**痩せたいからといって短期間で一気に体重を落とすのは体に良くありません。１ヵ月に５００グラムほどのペースで体重を落としていくのがオススメです。**

糖質だけでなくカロリーの摂取量にも気を配る

1日に必要なエネルギー（kcal）の計算

基礎代謝量×身体活動レベルの数値

基礎代謝量は基礎代謝基準値と参照体重（該当年齢の平均的な体重）から計算でき、身体活動レベルは日々の活動内容に応じて決まる。たとえば40歳の男性であれば、基礎代謝量は約1530キロカロリー。この男性の身体活動レベルが2の場合、1530×1.75で、1日に必要なエネルギーは約2700キロカロリーとなる。

■性別・年齢ごとの基礎代謝量

年齢	男性(※)			女性(※)		
	基礎代謝基準値	参照体重（kg）	基礎代謝量（kcal/日）	基礎代謝基準値	参照体重（kg）	基礎代謝量（kcal/日）
18〜29歳	23.7	64.5	1530	22.1	50.3	1110
30〜49歳	22.5	68.1	1530	21.9	53	1160
50〜64歳	21.8	68	1480	20.7	53.8	1110
65〜74歳	21.6	65	1400	20.7	52.1	1080
75歳以上	21.5	59.6	1280	20.7	48.8	1010

※参照体重は該当年齢の平均的な体重。

出典：厚生労働省「日本人の食事摂取基準2020年版」

■身体活動レベルとその活動内容

身体活動レベル	数値(※)	活動内容
I（低い）	1.50（1.40〜1.60）	生活の大部分が座位で、静的な活動が中心の場合
II（普通）	1.75（1.60〜1.90）	座位中心の仕事だが、職場内での移動や立位での作業・接客等、通勤・買い物での歩行、家事、軽いスポーツのいずれかを含む場合
III（高い）	2.00（1.90〜2.20）	移動や立位の多い仕事への従事者、あるいはスポーツなど余暇における活発な運動習慣を持っている場合。

※カッコ内の数字はおよその範囲。

出典：厚生労働省「日本人の食事摂取基準2020年版」

第3章

糖質オフで肝臓強化&効果的にダイエット

炭水化物on炭水化物は悪魔の食べ物

炭水化物には糖質がたっぷり

糖質が多いとわかっていても、ご飯やパン、麺類は身近なもの。食べる機会が多いものではありますが、できるだけ糖質は減らしたいところです。特に注意すべき食べ物はどれなのか、ひとつずつ紹介していきましょう。

牛丼や中華丼などの丼物は、脂肪肝や肥満の元です。**定食と違って小鉢などがついてこないため、ご飯の量が増えがちであり、味付けに砂糖やみりんといった糖質を含んだ調味料もふんだんに使われています。**「つゆだく」や「あんかけ」を進んで食べるのもオススメしません。また、**パン類では、砂糖や油をたっぷり使った菓子パンが危険です。これは主食ではなく、お菓子の仲間です。ご飯代わりに菓子パンを食べるのはやめましょう。**それと焼きそばパンやコロッケパンのような炭水化物＋炭水化物のパンも避けるべきです。言うまでもありませんが、こういった食べ物はかなり糖質が高いため、食べ過ぎには注意してください。**麺類に関しては、小麦粉が使われる天ぷらそばや、あんかけ焼きそばは糖質が高くなる傾向にあります。これも食べ過ぎないようにしましょう。**

左ページには、主な食品の糖質量をまとめています。それぞれの糖質量をチェックし、何をどれだけ食べると糖質過多になるのか把握しておきましょう。

炭水化物は単品でも糖質が豊富

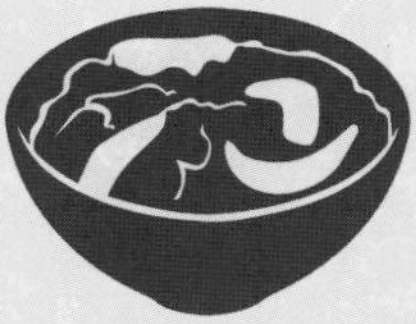

丼物

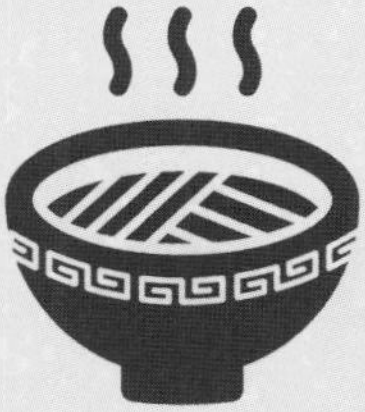

麺類

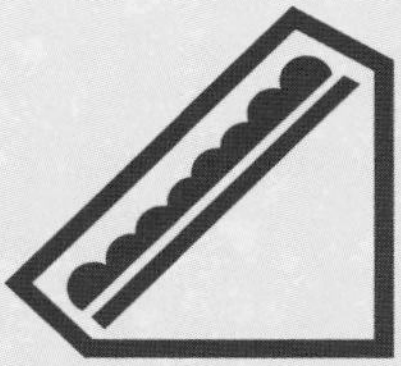

惣菜パン

菓子パンのほかには、焼きそばパンのような惣菜パンも危険。麺類だと、あんかけ焼きそばやワンタン麺などは糖質が多い。あんは片栗粉、ワンタンは小麦粉から作られているため、糖質が上乗せされる。牛丼や豚丼の甘辛いたれ、中華丼のあんも糖質がたくさん含まれているので避けるべきだ。

■主な食品の糖質量

食品名	可食部100gあたりの糖質量（g）
穀類	
フランスパン	54.8
もち	50.3
食パン	44.4
クロワッサン	42.1
ご飯（精白米）	36.8
ご飯（玄米）	34.2
スパゲッティ（ゆで）	30.3
そば（ゆで）	24.0
うどん（ゆで）	20.8

食品名	可食部100gあたりの糖質量（g）
いも類（※）	
さつまいも	29.7
じゃがいも	16.3
長いも	12.9
里いも	10.8

※いも類はすべて皮をむいた未調理（生）の状態

■ご飯（精白米）の糖質早見表

	量（g）	糖質量（g）
丼1杯	280	103.0
茶碗1杯	150	55.2
茶碗7分目	100	36.8

	量（g）	糖質量（g）
茶碗半分	75	27.6
おにぎり1個	100	36.8

出典：日本食品標準成分表2015年版（七訂）

「フルーツは健康になる！」という危険な認識

フルーツに含まれる単糖類がヤバい

体に良いと思われがちですが、実はフルーツも脂肪肝の大敵だと知っていましたか？

糖質はその分子の大きさから3種類に分類されます。点滴にも使われるブドウ糖などの単糖類、砂糖や乳糖などの二糖類、米やパンに含まれる多糖類の３つです。２個の単糖類が結合すると二糖類、たくさん結合すると多糖類になります。これらの**糖質は体のなかで単糖類まで分解されてから吸収される仕組みなので、結合の少ない単糖類や二糖類は分解・吸収のスピードが速く、血糖値の急上昇に直結して脂肪が溜まりやすくなるのです。**

また、フルーツは老化を早めるとも言われています。果糖やブドウ糖などの糖質が、血管や皮膚のたんぱく質と結合すると糖化という現象が起こります。**糖化は血液中の糖分が多いほど起こりやすく、動脈硬化や皮膚のしわ・たるみといった老化現象の原因のひとつにもなります。なお、果糖はブドウ糖に比べて約10倍も糖化しやすい糖質と言われています。**

糖化で悪さをする物質は、ＡＧＥ（最終糖化生成物）と呼ばれます。ブドウ糖由来のものはＡＧＥ1、果糖由来のものはＡＧＥ2で、後者は悪玉のＡＧＥと呼ばれるものです。これは北京ダックなどの香ばしい焼色がついた食べ物に含まれていることが多いので、食べ過ぎには注意してください。

フルーツに含まれる単糖類は吸収されやすい！

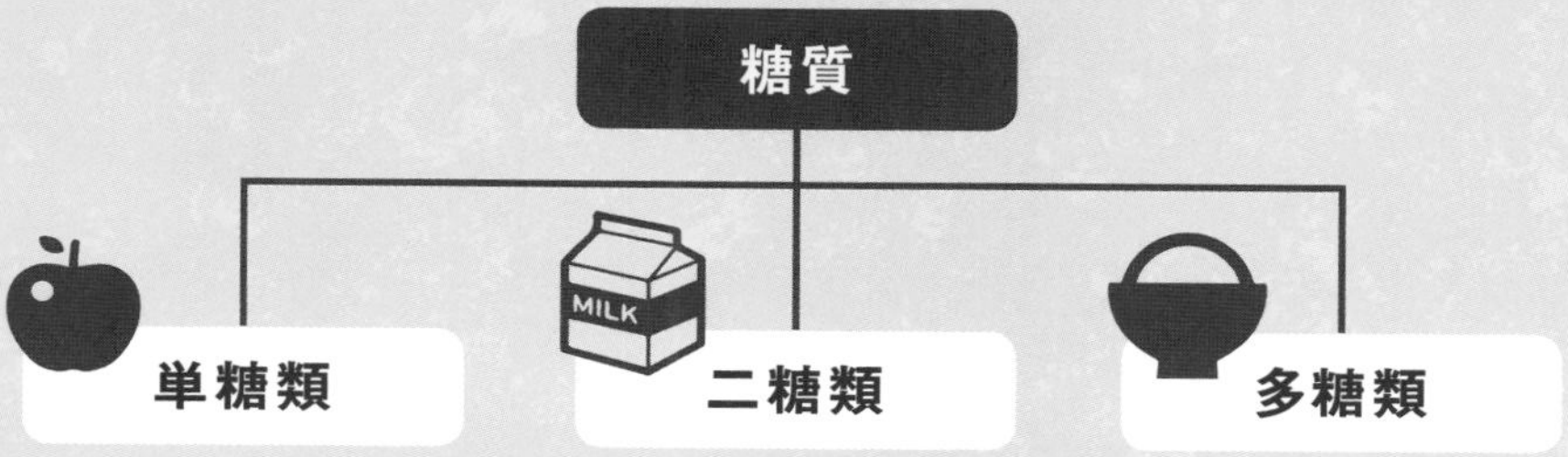

単糖類：フルーツやはちみつなどに含まれるブドウ糖や果糖が単糖類になる。

二糖類：砂糖や牛乳に含まれるショ糖や乳糖、麦芽に含まれる麦芽糖など。

多糖類：穀類やいも類に含まれるでんぷんなど。ご飯やパンがこれにあたる。

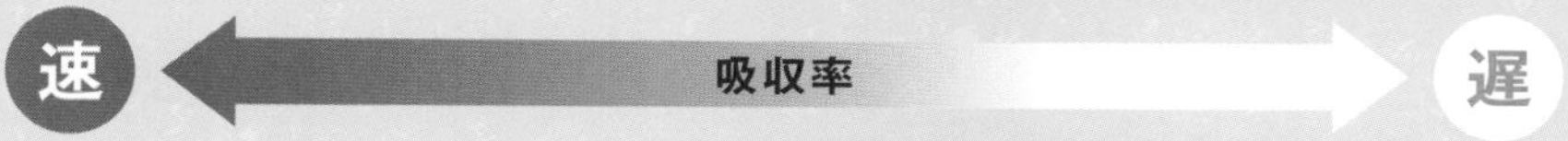

フルーツの糖質は吸収されやすい単糖類なので、食べ過ぎには注意すること。また、健康的にフルーツをとりたいという人は、夜ではなく朝、朝食と一緒に食べるのがオススメ。夜は活動量が減り、糖質も消費されにくいので、なるべく口にしないほうがいい。

■主なフルーツの糖質量

食品名	可食部100gあたりの糖質量（g）
バナナ	21.4
ぶどう	15.2
柿	14.3
りんご（皮むき・生）	14.1
さくらんぼ	14.0
いちじく	12.4
パイナップル	11.9
キウイフルーツ（緑肉種）	11.0
温州みかん	11.0

食品名	可食部100gあたりの糖質量（g）
オレンジ（ネーブル）	10.8
いよかん	10.7
なし	10.4
メロン（温室）	9.8
すいか（赤肉種）	9.2
グレープフルーツ（白肉種）	9.0
桃	8.9
いちご	7.1
アボカド	0.9

出典：文部科学省　日本食品標準成分表2015年版（七訂）『第2章　日本食品標準成分表』

第3章

糖質オフで肝臓強化＆
効果的にダイエット

野菜ジュースはむしろ不健康!?

果汁を加えた野菜ジュースの危険性

健康志向の飲み物といえば野菜ジュースを思い浮かべる方が多いと思います。「昼食はコンビニでサンドウィッチと野菜ジュース」「毎朝欠かさずサラダ代わりに野菜ジュースを飲む」といった方も多いのではないでしょうか？

野菜だけで作った自作の野菜ジュースを飲むのなら問題はありませんが、市販の野菜ジュースには注意が必要です。というのも、市販の野菜ジュースは、飲みやすさ重視で糖質たっぷりのものが少なくないからです。

市販の野菜ジュースには、大きくわけて「青汁タイプ」「野菜汁タイプ」「野菜汁＋果汁タイプ」の3つがあります。基本的に青汁タイプは葉物がメインなので糖質は少なめですが、野菜汁＋果汁タイプの中には、果汁50%といったものもあります。

半分はフルーツジュースですから、糖質がたっぷり含まれています。フルーツに含まれる単糖類の危険性はすでに解説したとおりです（112ページ参照）。

野菜汁タイプは、使われている野菜によって糖質の量が変わりますが、青汁タイプと野菜汁＋果汁タイプの中間と考えれば良いでしょう。

パッケージの「栄養成分表示」に炭水化物（糖質・糖類）の含有量が表示されていますので、野菜ジュースを買う際は必ず確認してください。

野菜ジュースに含まれる〝果汁〟に注意！

青汁タイプ

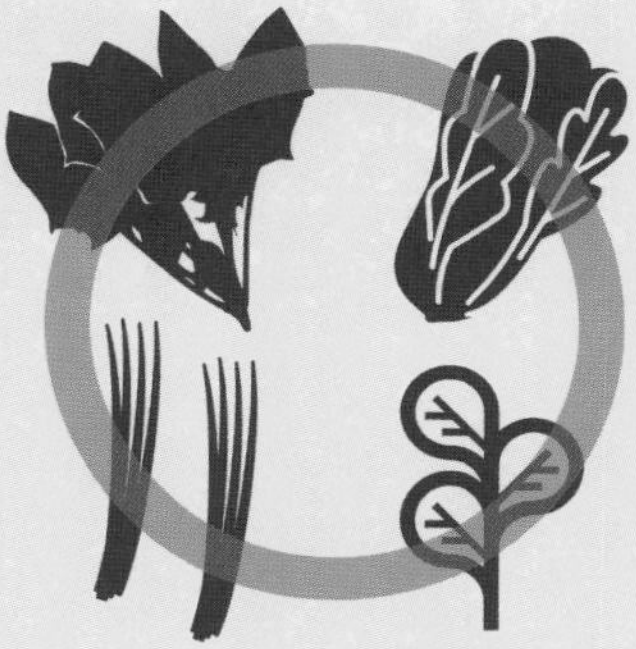

1本あたりの糖質は約1〜5g

大麦若葉やケール、明日葉などの葉物野菜で作られている青汁タイプは、糖質の量が少なくオススメ！

野菜汁タイプ

1本あたりの糖質は約7〜15g

糖質の多いトマトやにんじんをベースに、いろいろな野菜を加えて作られるため、やや糖質は多め。

野菜汁+果汁タイプ

フルーツに含まれる糖質分プラス

1本あたりの糖質は約18〜20g

野菜とフルーツをミックスして作るタイプで、基本的にフルーツの割合が多いほど糖質も増えていくので要注意！

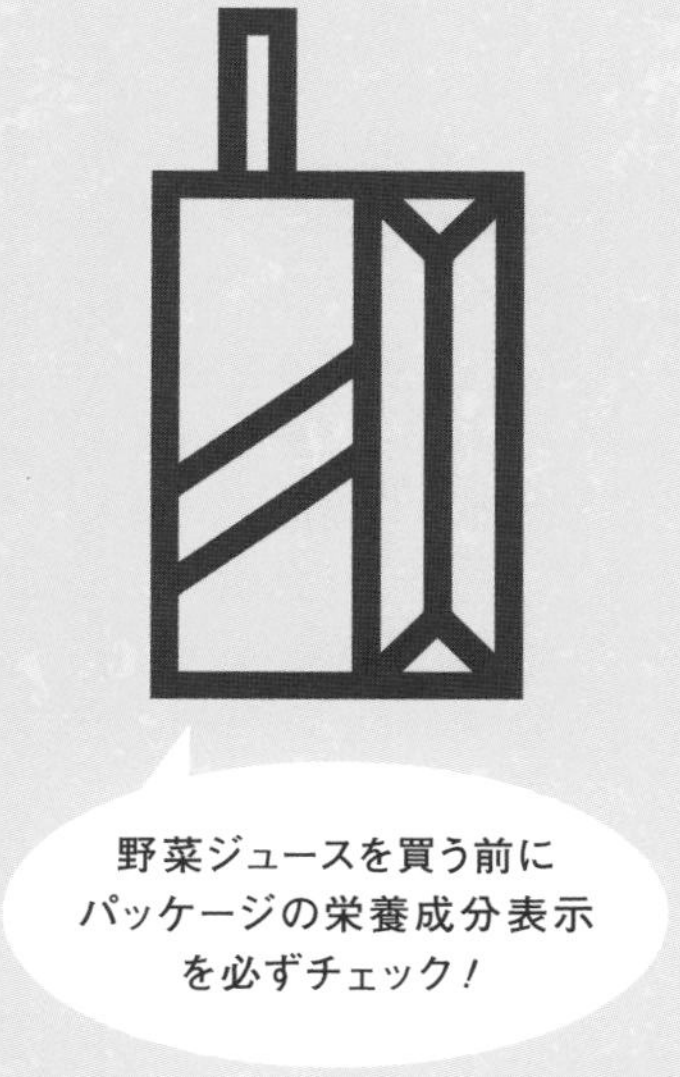
野菜ジュースを買う前に
パッケージの栄養成分表示
を必ずチェック！

第3章

糖質オフで肝臓強化&効果的にダイエット

缶コーヒーやスポーツドリンクは砂糖のかたまり

糖尿病一直線の危険な飲み物

運動のあとや汗をかいたあとはスポーツドリンクを飲むという方が多いのではないでしょうか？　水分やミネラルなどの補給に向いている印象が強く、なんとなく体にいいと思っている方が多いようです。

しかし、これはスポーツドリンクのメリットの部分しか見ていません。**一般的なペットボトル入りのスポーツドリンク1本に含まれる糖質の量は約25グラム。スティックシュガー（3グラム）換算でなんと約8本分も含まれているのです。**

糖質の多さで何かとやり玉に挙げられることの多い清涼飲料水には気をつけていても、スポーツドリンクは盲点だったという方が多いのではないでしょうか？

また、無糖タイプ以外の缶コーヒーも糖質のかたまりです。微糖（低糖）タイプでも糖質は約4・8グラム、甘さが通常のタイプだとなんと約14・3グラムもの糖質が含まれているのです。**コーヒーにスティックシュガーを4本も5本も入れて飲むという人はまずいないと思いますが、缶コーヒーではこれが普通なのです。**

こんな飲み物を毎日飲んでいたら健康にいいわけがありません。缶コーヒーを飲むならブラックの無糖タイプにしましょう。砂糖の量を自分で調節できるコーヒーショップやコンビニのコーヒーでもいいでしょう。

大量に含まれる糖質が問題！

ペットボトル飲料（500ml）に含まれる糖質

コーラ

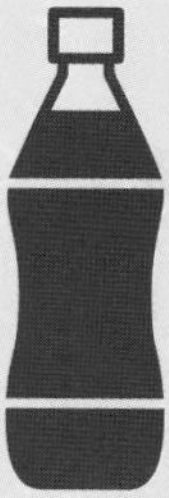

糖質約56.5g
＝
スティックシュガー
約19本分

サイダー

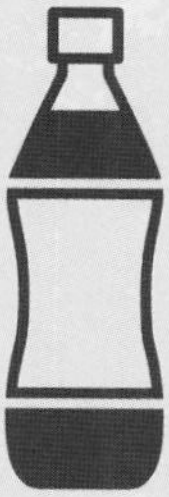

糖質約51g
＝
スティックシュガー
約17本分

スポーツドリンク

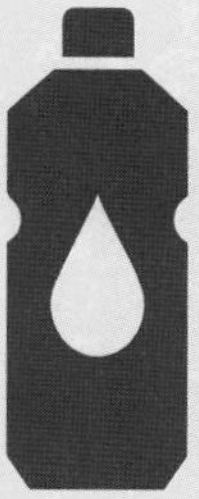

糖質約25g
＝
スティックシュガー
約8本分

コーヒー飲料（190ml）に含まれる糖質

無糖タイプ

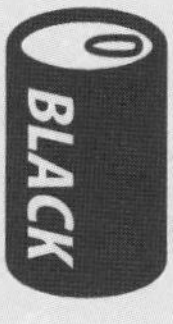

糖質約1g
＝
スティックシュガー
約1/3本分

微糖（低糖）タイプ

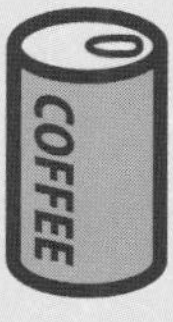

糖質約4.8g
＝
スティックシュガー
約1.6本分

通常タイプ

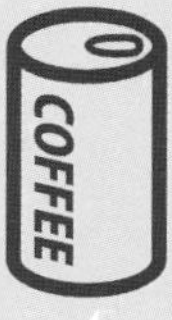

糖質約14.3g
＝
スティックシュガー
約4.8本分

「カフェオレ」タイプは糖質過多の傾向が強いので注意！

カフェオレタイプは190ml缶にもかかわらず糖質が20グラム近いものもある。砂糖を飲んでいるようなものなので、買う前に成分表示で糖質量を確認しよう。

■コーヒー飲料の『無糖』『低糖』『微糖』の表示の違い

無糖	飲料100mlあたり糖類0.5g未満
低糖 微糖	飲料100mlあたり糖質2.5g未満、または従来品や「コーヒー飲料等通常品（7.5g/100ml）」と比較して2.5g以上糖類が低減されている製品 ※低減された量や割合を「糖類○○％減」など具体的に記載する必要あり

第3章

糖質オフで肝臓強化＆効果的にダイエット

食べる順番を変えるだけでも健康になる

食事は1日3回ゆっくり噛んで食べる

同じメニューでも、食べる順番を変えるだけで、血糖値の上昇を緩やかにし、インスリンの分泌を抑えることが可能です。

食事をする際は、野菜・海藻・きのこといった食物繊維の豊富な食材から食べ始めましょう。食物繊維によって糖質の吸収が遅くなります。続いて、肉・魚・卵・大豆製品などを食べて、たんぱく質をしっかり補給します。

そして、スープや味噌汁で水分を補給しましょう。水分でお腹を膨らませてから、最後にご飯やパン、麺類などの糖質を摂ります。こうすることで、食べ過ぎになりやすい糖質の量を抑えることができるのです。

また、**食事は朝昼晩の3食きちんと摂ることもポイントです。食事を抜くと体が飢餓状態となり、脂肪を蓄えやすくなってしまいます。また、空腹は食べ過ぎにも繋がるので、3食きちんと摂るようにしてください。**

もうひとつ、早食いも厳禁です。早食いは肝臓に大きな負担がかかる食べ方で、一気に血糖値が上がってしまいますので、できるだけゆっくり食べることを心がけてください。

そのためには、**よく噛んで食べるようにしましょう。具体的には30回噛むことを心がけてください。そうすれば、自然に早食いが解消されていくはずです。**

インスリンの分泌を抑える理想的な食べ方

自宅でも外食でも下記の順番を守ろう！

①食物繊維

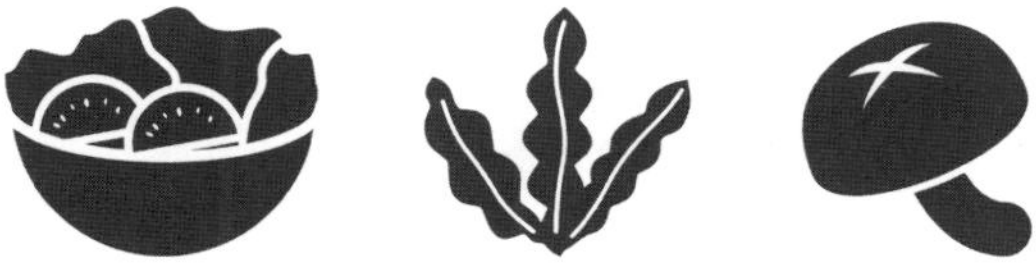
野菜
海藻
きのこ

②たんぱく質

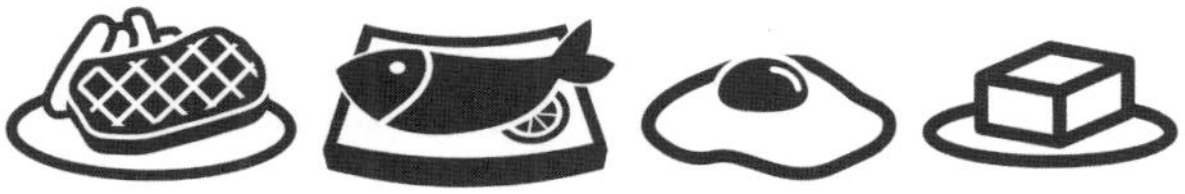
肉
魚
卵
大豆製品

③水分

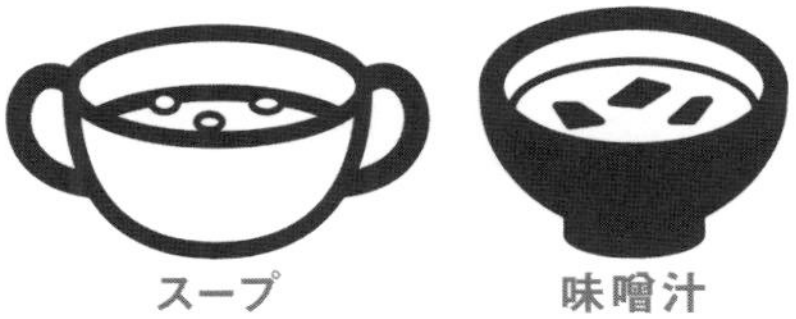
スープ
味噌汁

④糖質

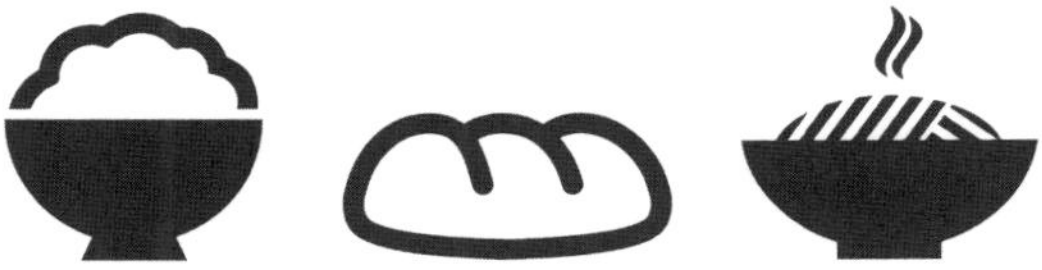
ご飯物
パン
麺類

第3章

糖質オフで肝臓強化&効果的にダイエット

肝機能を高めてダイエットにもなる朝晩5回の〝スロースクワット〟

大きな筋肉を鍛えれば効果大!

脂肪肝を防ぐには、エネルギーをたくさん消費する体づくりをしましょう。糖質や脂肪をエネルギーに変えて消費する筋肉が多いほど、基礎代謝が増えてエネルギーを消費するので、太りにくくなるのです。

特に、持久力が高く疲れにくい「赤筋」(遅筋)は、脂肪を燃焼するミトコンドリアを多く含んでいます。また、**筋肉にはエネルギー源として血液中のブドウ糖を取り込む機能もありますので、肝臓の働きをサポートする効果も期待できます。**

とはいえ、「忙しくて体を動かす時間なんてない」「仕事で疲れていて運動などとてもとても……」といった方も多いと思います。しかし、赤筋を鍛えるのに激しい運動は必要ありません。ゆっくりな運動でも、充分な効果が期待できるのです。

オススメは朝晩5回ずつのスロースクワットです。大腿四頭筋、ハムストリングス、大殿筋といった大きな筋肉を強く丈夫にする運動です。大きな筋肉を鍛えれば、エネルギー消費が増え、ブドウ糖を取り込む量も増えます。

トレーニングのための広い場所も必要なく朝晩5回ずつでいいので、習慣にすることも難しくないでしょう。テレビを見ながらでもできるので、今日から早速始めてみてください。

いつでもどこでもできる〝スロースクワット〟

朝晩各５回ずつ、計10回の運動で効率よく大きな筋肉が鍛えられる！

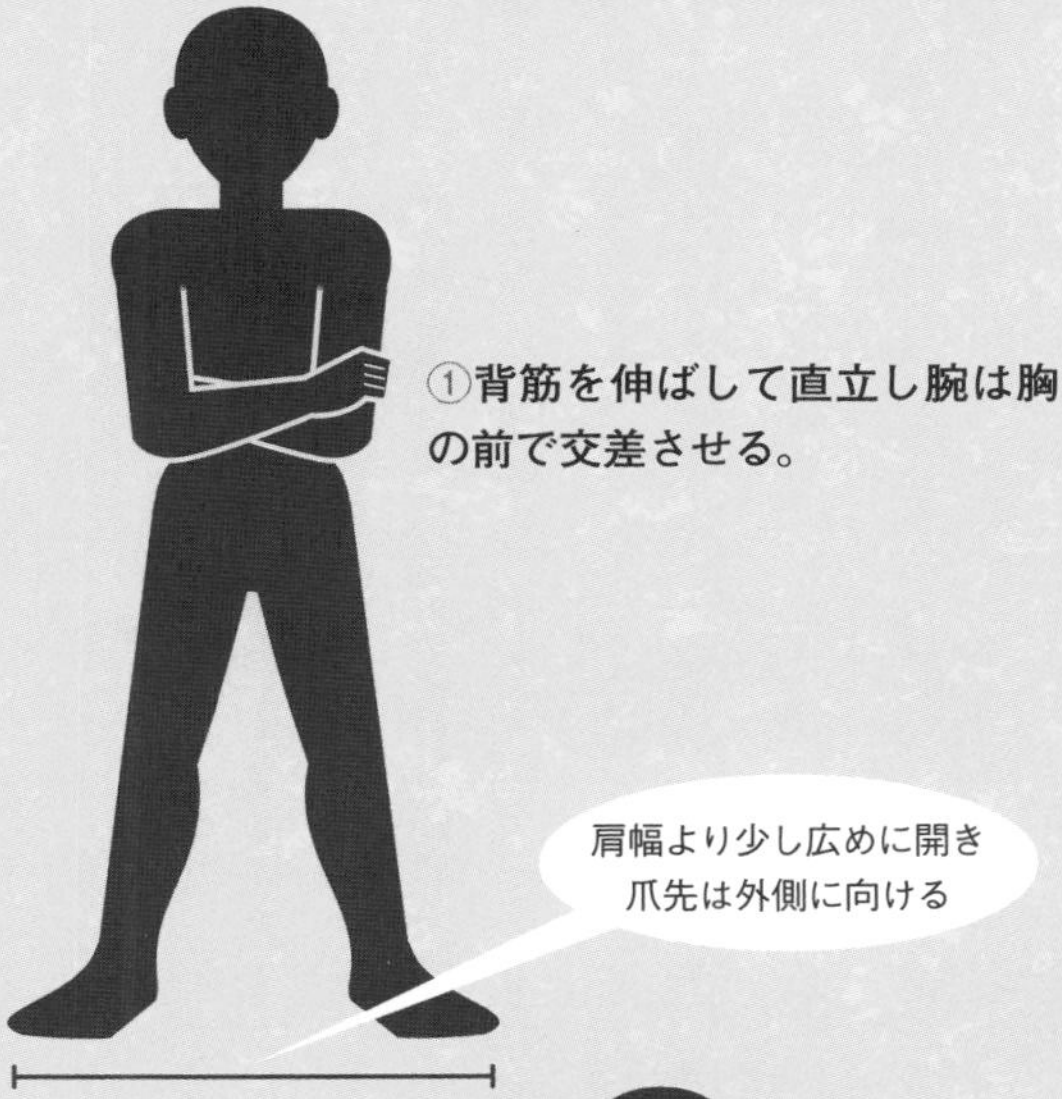
肩幅より少し広めに開き
爪先は外側に向ける

①背筋を伸ばして直立し腕は胸の前で交差させる。

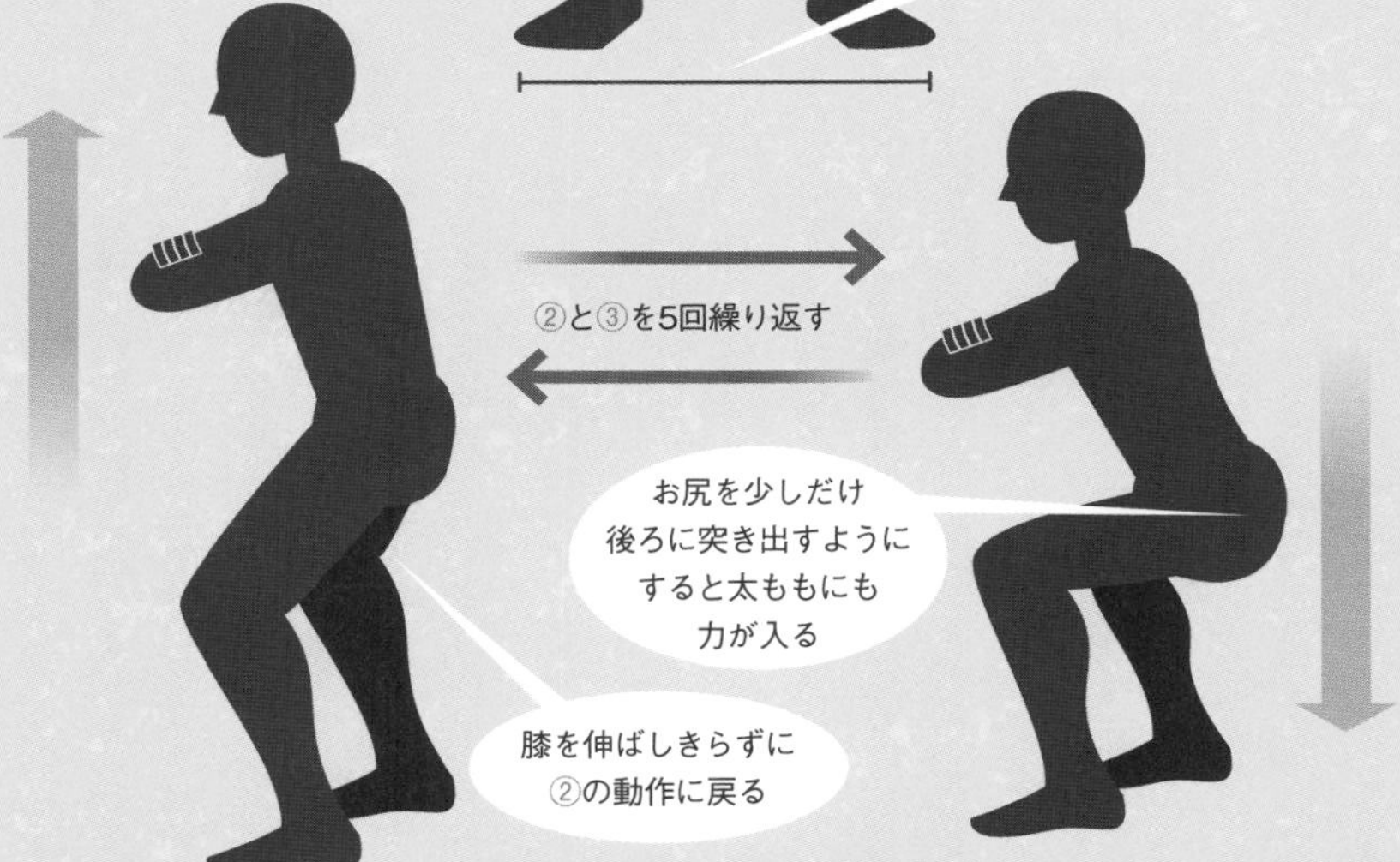

②と③を5回繰り返す
お尻を少しだけ
後ろに突き出すように
すると太ももにも

膝を伸ばしきらずに
②の動作に戻る

②５秒くらいかけて、息を吐きながらゆっくり太ももと床が平行になるまで膝を曲げる。膝が爪先より前に出ないように注意！

③５秒くらいかけて、息を吸いながらゆっくり立ち上がる。膝が伸び切らないよう注意し、休まずに続ける。

肝臓の病気を治すには

脂肪肝は肝臓の病気の出発点

肝臓の病気は脂肪肝から始まるといっても過言ではありません。脂肪肝には自覚症状がないため、まったく気がつかないうちに進行していることが少なくないのです。そのため、血液検査でγ－GTPとASTの値が上昇し始めたら注意が必要です。規則正しい食生活と適度な運動で脂肪を溜めこまないことを心がけましょう。

もし、脂肪肝と診断されてしまった場合でも、初期であれば2週間の禁酒と食事療法を続けることで健康な肝臓にもどすことができます。

脂肪肝を放置すると5年前後で肝炎に進行します。肝炎になると全身の倦怠感や黄疸、腹痛、発熱といった自覚症状がでます。初期状態であれば長期の禁酒と食事療法で改善します。症状が重い場合は薬物療法も必要ですが、まだ健康な肝臓にもどすことができます。また肝炎にはウイルス性のものもありますが、こちらは投薬で治療可能です。

肝炎を放置すると10～20年という長い年月を経て肝硬変を発症します。ここまで進行させてしまうと治療は不可能で、場合によっては移植手術が必要になることもあります。肝硬変になる前に治療することが最大の予防法です。

肝臓の病気にならないよう、ここまで紹介してきた正しいお酒との付き合い方と糖質に注意した食生活を心がけてください。

肝臓の病気はこうやって進行する

正常

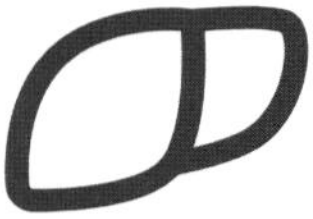

脂肪肝を予防するには

節度のある飲酒

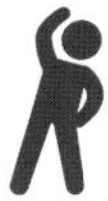

適度な運動

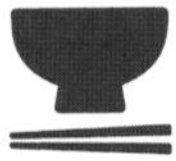

適度な食事

γ-GTPとASTの値が上昇し始めたら注意！
自覚症状がなくても脂肪肝の可能性が高い

アルコール性脂肪肝

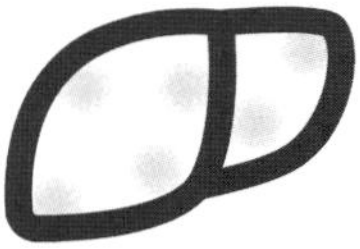

症状

- 自覚症状なし

治療

- 禁酒（2週間程度）
- 食事療法

治療せずに飲酒を続けると
5年前後でアルコール性肝炎に進行

アルコール性肝炎

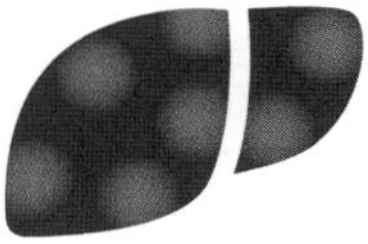

症状

- 全身の倦怠感
- 黄疸
- 腹痛
- 発熱

治療

- 禁酒（長期）
- 食事療法
- 薬物療法（重度の場合）

治療せずにさらに飲酒を続けると
10～20年前後で肝硬変を発症

肝硬変

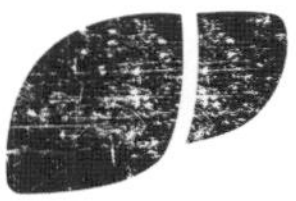

症状

- 肝機能の喪失
- 黄疸
- 鼻や歯茎などの出血
- クモ状血管腫

治療

- 治療不可能
- 抗炎症薬などの薬物療法
- 生体肝移植

おわりに

健康の敵から百薬の長に

「酒は百薬の長」というのは古代中国で生まれた言葉ですが、日本では『徒然草』の第百七十五段に「百薬の長とはいへど、万の病は酒よりこそ起れ」とあります。現代語に訳せば、「酒は百薬の長と言われるが、お酒は多くの病気の原因となっている」という意味になります。

　このように古より、お酒は健康に悪いものと考えられてきました。実際のところ、医学界においてもお酒は健康の敵と考えられてきたわけですが、近年の研究によって「適量のお酒はむしろ健康にいい」という考えが浸透しつつあり、お酒を取り巻く環境は大きく変わりました。

　たとえば、肝臓専門医が集まる日本肝臓学会では、アルコールに対する関心が低下しています。かつては、質の悪いお酒が多く、肝臓を壊す原因のほとんどが、お酒の飲み過ぎかウイルス性肝炎でした。しかし、お酒の質がよくなったことで、アルコールで肝臓を壊す人は少なくなったのです。その代わりに、糖質の摂り過ぎによる非アルコール性脂肪肝の割合が増えてきています。

　ちなみに、ウイルス性肝炎で日本人に一番多いのはC型肝炎で、推定１５０～２００万人の患者がいると言われています。なぜ推定なのかというと、C型肝炎は軽い風邪のような症状しかないため、感染に気づかないケースが多いためです。

C型肝炎を治療するにはは、インターフェロンという副作用が強い薬しかありませんでしたが、2014年に画期的な経口治療薬が登場したことで、ほぼ100%完治できる病気になっています。

また、糖尿病に関しても、これまではお酒に含まれる糖質が糖尿病の一因になると考えられてきました。しかし、近年は日本酒に含まれる物質に血糖値を下げる効果があるとわかってきたことで、考え方が変わりつつあります。

このように現在では、お酒に対する風向きは180度変わってきています。もちろん、「適量」が条件であることは、いまさら説明する必要はないでしょう。飲み過ぎて「万の病は酒よりこそ起れ」とならないよう、適量の飲酒を心がけてください。

真面目な人ほど節酒のストレスに注意！

もうひとつ、日本高血圧学会の指導方針についても触れておきましょう。以前は、血圧が高い人に対しては、一律で「お酒を控えるように」という指導を行う方針をとっていました。しかし、今では生活習慣を守れる人に対しては、むしろ適量のお酒を勧めるように変わったのです。

これにはふたつの理由があります。ひとつは、「適量のお酒には血圧を下げる効果がある」こと、もうひとつは「お酒を我慢するストレスが血圧を上げる」ことです。

この「お酒を我慢するストレス」ですが、軽く考えてはいけません。冒頭の11ページで紹介した「飲酒量と死亡率の関係性を示すグラフ」の男性を見直してみてください。このグラフの左端に「禁酒者」という項目があり、なんと「がん」「総死亡」「心血管疾患」のいずれにおいても、1日あたり69グラム以上のアルコールを摂取している人よりも、死亡率が高いのです。

ここからわかるのは、お酒を我慢するストレスが、いかに体に悪いかということです。ストレスが大きいと、自律神経が不調となり常に交感神経が優勢となります。そうなると、前述した高血圧のほか、不眠など、様々な障害が表れます。また、ホルモンや酵素の分泌にも悪影響を与えるのです。

真面目な人ほど、ストレスをまともに受けてしまいがちです。現代社会でストレスのない生活をするのは無理な話ですので、真面目な性格の方は、多少は妥協することを覚え、何事も真剣に考え過ぎないようにしましょう。

アルコール量は週単位で管理すべきというのはお伝えしたとおりですが、これも同じことです。「今週はあと30グラムしか飲めない……」「週あたりの適量を超えたので今週は1杯も飲めない」など、厳密に管理し過ぎるのはヤメましょう。なぜかは、もうおわかりですね。そうです、これもお酒を我慢するストレスとなってしまうからです。

元々、ストレス解消のためにお酒を飲んでいるのに、お酒を飲む量の管理に神経をすり減らしてストレスを溜め込んでいては本末転倒です。「ちょっと飲み過ぎちゃったから明日から少し抑えよう」といった程度の弾力的な管理で十分です。悪く言えば適当なのですが、それくらいの感覚で問題ありません。

もちろん、基準が緩み過ぎてしまっては管理していないのと同じなので、そこの線引きは必要です。

便利な時代になったもので、スマートフォンでアルコール量を管理できるアプリもあります。手帳にメモするよりかんたんに管理できますので、そうしたものを使ってみるのも良いでしょう。

末永くお酒を楽しむために

いかがでしたでしょうか？　健康診断のたびに「お酒は控えてください」と医者に指導されてきた経験を持つお酒好きの方には、お酒に対する肯定的な内容が多く、ある種の免罪符をもらったようで嬉しかったのではないでしょうか？

お酒好きの多くの人が、お酒以外の部分で体に負担をかけてしまっているのは、本当に残念でなりません。本書で紹介した〝肝臓に優しい飲み方〟を実践すれば、少なくとも健康面からお酒を控えるように言われることはなくなるはずです。

ただし、高血圧や糖尿病、高中性脂肪血症などのリスクがある場合は、少量の飲酒が悪い影響を与える可能性がありますので、健康診断の結果はしっかり確認してください。

お酒好きならば、誰もが「死ぬまで美味しくお酒を飲みたい」と願うはずです。その願いを叶えるためには、お酒の適量を守り、糖質控えめの食事を心がけることが重要です。あわせて、適度な運動と規則正しい生活も心がけましょう。

果たして、「無茶な飲み方を続けて、体を壊してお酒が飲めなくなる」のと、「節度を持った飲み方をして、末永くお酒を楽しむ」のと、いったいどちらが幸せでしょうか？

本書をここまで読んでくださった方なら、きっと「節度を守って楽しくお酒を飲むこと」を選んでくれるものと信じています。「酒は百薬の長」となるよう、末永くお酒を楽しんでいきましょう！

【監修者紹介】

栗原 毅（くりはら・たけし）

1951年新潟県生まれ。北里大学医学部卒業。前東京女子医科大学教授、前慶應義塾大学特任教授。現在は栗原クリニック東京・日本橋院長を務める。肝臓の専門医としての日本の第一人者。脂肪肝の改善こそがメタボリックシンドロームの予防・改善に役立つと提唱。治療だけでなく予防医療にも力を入れている。血液サラサラの提唱者のひとりとして知られる。

【参考文献】

『酒好き肝臓専門医が教えるカラダにいい飲み方』（著者 栗原毅・フォレスト出版）／『脂肪肝はちょっとしたコツでらくらく解消する』（著者 栗原毅・河出書房新社）／『医者が教える体にいい酒の飲み方』（監修 栗原毅ほか・宝島社）、『誰でもスグできる！ 脂肪肝をぐんぐん解消する！ 200％の基本ワザ』（監修 栗原毅・日東書院本社）／『肝機能を自力でみるみる改善するコツ』（著者 栗原毅・河出書房新社）／『病気を治したいなら肝臓をもみなさい』（監修 栗原毅・マキノ出版）
※このほかにも、多くの書籍やWebサイトなどを参考にしております。

【STAFF】
編集 ―――――――― 株式会社ライブ（竹之内大輔／畠山欣文）
制作 ―――――――― 小日向淳／中村仁嗣／市塚正人
装丁 ―――――――― 成富英俊（I'll Products.）
本文デザイン ――――― 寒水久美子
図版作成 ―――――― 寒水久美子／内田睦美
DTP ―――――――― 株式会社ライブ
校正 ―――――――― 玄冬書林

眠《ねむ》れなくなるほど面白《おもしろ》い
図解《ずかい》 肝臓《かんぞう》の話《はなし》

2020年11月10日　第1刷発行
2022年5月1日　第4刷発行

監修者　栗原《くりはら》 毅《たけし》
発行者　吉田芳史
印刷所　株式会社光邦
製本所　株式会社光邦
発行所　株式会社日本文芸社
〒100-0003　東京都千代田区一ツ橋1-1-1 パレスサイドビル8F
TEL.03-5224-6460［代表］

内容に関するお問い合わせは小社ウェブサイト
お問い合わせフォームまでお願いいたします。
URL https://www.nihonbungeisha.co.jp/

Printed in Japan 112201027-112220414Ⓝ04　(300040)
ISBN978-4-537-21833-6
（編集担当：上原）